てんかんから始める精神医学

精神科医が脳を見失わないために

兼本　浩祐

星和書店

はじめに

　先日，ある会合で，新進気鋭の精神科出身のてんかん専門医の先生が，「精神科医はてんかん診療に関わらないですむか」というテーマのシンポジウムを精神科の学会でお願いされたと話していらっしゃるのを聞いた。うろ覚えなので，正確にはいくぶん表現は間違っているかもしれないが，いずれにしても少なからぬ大学の精神科医局で今やてんかん診療は，やらなくて済めばそれにこしたことはないある種のお荷物のような存在になっているのではないかという印象を受けた。大学の医局は今，三重苦の状況にある。終末医療，周産期の精神科的ケア，せん妄対策，レカネマブ導入のための脳神経内科との協力，摂食障害の受け入れなど，院内他科へのサービスは膨張する一方であり，身体合併症の治療，ECT，クロザピンの導入など精神科専門病院の機能の補完もあって，その業務は多様化かつ高度化し続けている。他方で，大学で生き残るための医学研究，研修医・学生の教育も要請され，英文論文の作成のノルマなども課せられる。さらには何か問題が起こるたびごとにアリバイ工作的にE-ラーニングが追加されて時間を取られ，それに加えて働き方改革で，執行猶予中の人を管理するような電子的な輪っかを付けられて行動を一々監視され，しかもそれをくらくらするほど面倒なエクセルか何かに自分で一々業務が終わると書き込む余分な手間も追加された。「この状況でてんかんにまで学習のためのタイム・コストをどう割けというのか」という悲鳴が聞こえてきそうである。さらに追い打ちをかけるように，働き方改革でバイトができなくなった現状において，今や賃金は下がる一方である。

　しかし，言うまでもなくそれはてんかんに限ったことではないに違いない。神経心理学や認知症への精神科医の関心も，てんかんほどではないとしても先細りだと聞いたことがある（本当にそうかどうかは確認していません）。今や，臨床を自分の主戦場にして臨床焼けするほど（臨床にある程度のめり込んだ体験のある先生から感じる独特な感じを私はひそかにそう呼んでいる）

臨床をしている先生が，必ずしも大学病院で応分に評価されてはいないという印象がある。老若男女を問わず，科を問わず，またサブスペシャリティを問わず，臨床にどっぷりつかり，そこで持ちこたえて患者さんを引き受けている先生は，ちょっと講演を聞いたり，飲み会でお話ししたりすると，すぐそうだと分かり，正直を言うと，心が少し弱っている時などには「おお，同志〇〇！」と叫んでハグしたい気持ちになった時期もあった。エビデンスが重要なのは言うまでもないことだが，エビデンス重視の副産物として，臨床経験を軽視する風潮が残念ながら無いとはいえない。今や，敬老パスをいただき，優先座席に座っても怒られなくなったれっきとした年寄になったので，年寄が言いがちな繰り言として聞き流してもらえば幸いだが，一度も臨床焼けしたことがない精神科医の言うことは，どこか信用できない気持ちが個人的には残ってしまう。

　この本に収録していただいた論文は，精神科医のためのてんかん診療はどうあるべきかという問題設定の依頼原稿がほとんどである。てんかん診療というのは，どの立ち位置から眺めるかできわめて異なった様相をみせるという特徴がある。冬の富士と夏の富士，山梨側から見た富士と静岡側から見た富士，あるいは東京から遠望する富士が同じ山だとは思えないほど異なった姿を見せるように，てんかん診療は，現在は，小児科，精神科，脳神経内科，脳外科が関わっているが，それぞれの科から見えるてんかん診療の眺めは大きく異なっている。そして，自分のスキルが経験によって上がるのが体感できるクラフトマンシップ（クロウト感）に満ちたサブスペシャリティでもある。名探偵コナンの謎解きよりもずっと本格的な謎解きが堪能できる領域でもあるし，本邦の精神科におけるてんかん専門医が受け継いできた技術を継承するレア・アイテムに自分がなれるという特典も今ならある。

　しかし，今や，精神科におけるてんかん診療は，それほどやっていても褒められもせず，それほどのお金にもならず，汗水は流さなくてはならず，さらにどこか昭和的でちょっとやぼったい。この論文集が，この領域の臨床に関心を持っている奇特な精神科医，脳神経内科医，脳外科医の先生たちへのわずかばかりのエールになればと願っています。

目　　次

はじめに……………………………………………………………………… *iii*

第1部　精神科医は働く場面に応じて　　　　どの程度のてんかんの知識を必要とするか

精神科医がてんかんをみるための標準的知識と技能………………… *3*

精神科医が専攻医として身に着けるべきてんかんの薬物療法………… *15*

第2部　リエゾン場面において必要とされるてんかんの知識

抗てんかん薬のプラスとマイナスの向精神作用―全体の俯瞰―……… *29*

てんかんにおける抑うつ状態に抗うつ剤は有効か
　　―一つの小さな clinical question から EBM について考える― …… *39*

てんかんにおける不安とその対応………………………………………… *49*

トランジション―てんかんの場合―…………………………………… *59*

昏迷と非けいれん性てんかん発作重積状態
　　"non-convulsive status epilepticus" ……………………………… *69*

非けいれん性発作重積状態―NCSE 概念再構築のすすめ― ………… *83*

第3部　精神科的てんかんおよびてんかんに関連する精神科における診療

「てんかん性格」の全体的展望 ………………………………………………… *95*

てんかんにおける人間関係…………………………………………………… *105*

心因性非てんかん性発作……………………………………………………… *117*

第4部　歴史的展望

本邦の精神科領域における抗てんかん薬使用の歴史と現状…………… *133*

第 1 部

精神科医は働く場面に応じて
どの程度のてんかんの知識を
必要とするか

精神科医がてんかんをみるための
標準的知識と技能

　抄録：置かれている臨床場面によって，「標準的に」必要とされるてんかんの知識や経験は大きく異なる。精神科クリニックにおいては，診断マニュアルや評価尺度を用いて，「確実に」診断したとしても，その前提となる「器質性疾患ではない」という条件が満たされていない可能性を常に念頭に置いておくための気つけ薬として，年に１～２度くらいてんかんの講演や解説を聞いたり読んだりしておくことを提唱した。精神科専門病院の勤務医に関しては，長期入院中の患者では，ベンゾジアゼピンおよび phenobarbital などからの離脱発作，一般的な急性症候性発作，てんかんを合併する入院例，てんかん性精神病一般を，精神科救急においては，非けいれん性発作重積状態とてんかん精神病の中でも発作後精神病を強調した。総合病院精神科においては，上記の精神科救急に必要な知識・経験に加えて，心因性非てんかん性発作への介入，小児科からのトランジション，てんかん治療に伴う精神症状への対処，てんかんとともに生きるための心理社会的サポートなどを必要事項として挙げた。

Key words: *epilepsy, psychiatrist, training, negative capability, Takeo Doi*

Ⅰ．は じ め に

　精神科医の仕事の範囲はどこまでであろうか。あるいはどこまで精神科医の仕事は広がりうるか，あるいは縮めうるかというのはどのような事態に対して最低限対応する必要があるかという問題に直結するように思われる。脳

波をどのくらい学ぶ必要があるのかは，精神科医がどういった臨床の場にいるのかに強い相関があることは間違いないが，てんかんについては，脳波と比べるとその相関度は若干薄くはなるもののやはり臨床の場によって大きくその必要性は違ってくるに違いない。本稿では，てんかんを専門とする精神科医ではない場合を念頭に置く。置かれている臨床場面によって，「標準的に」必要とされるてんかんの知識や経験は大きく異なることは間違いなく，精神科クリニック，精神科専門病院，総合病院精神科と３つの状況に分けて考えてみたい。なお，文献については，他に指示する場合を除いて２）を参照されたい。

Ⅱ．精神科クリニック

　てんかん専門医ではない精神科開業医が，てんかんに関わることは現在，実質的にはきわめて稀になっていると思われる。おそらくは少しでもけいれんを起こしたりすれば，それがたとえ心因性の発作である可能性が大きくても，大部分の場合には，脳神経内科や脳外科などへ紹介されるだろうと思われるからである。すべての医師が，どのようにであれ自らの守備範囲を決め，その守備範囲において全力を尽くすことが医師という職業の１つの特性だと考えるならば，絶対に器質性の病態は診ないという決意をもって臨床に臨むことそれ自体は決して間違ったポリシーではない。

　しかし，臨床心理士と精神科医の違いは，精神科医には，目の前の症状から器質性の症状である可能性を除外し，もし除外できないのであればしかるべき身体科に紹介する責務があるということであろう。統合失調症と気分障害，特に双極性障害の鑑別診断は，厳密な意味での鑑別診断ではなくて類型診断であるから，仮にそれが違っていても，それはほとんどの場合，訴訟には結びつかないが，たとえばパニック障害とてんかん性のictal fearを長い間誤診していた場合，訴訟にならないとしても大きなトラブルが生じる可能性はある。言うまでもなく器質性の精神症状にはきわめて多くの鑑別診断を要する疾患があり，そのすべてに通暁することはリエゾンの専門医といえども

困難であるから，精神科開業医にそうしたことが要求されるわけではないことは言うまでもない。そうではなくて，Bion が言い，土居健郎が『方法としての面接』で強調している negative capability（答えの出ない事態に耐えてそこにとどまる力）が，上手くいかない患者を目の前にした時に，精神科開業医にも求められ，その1つの可能性が器質性疾患だということである。具体的に言うならば，精神科疾患の既知のタブロー（たとえば診断マニュアル）において，瑕瑾なく症状の当てはめを行って，あるいは精緻な評価尺度を用いて，「確実に」不安性障害あるいは大うつ病などと診断してみても，それはその前提となる「器質性疾患ではない」という条件を自動的に満たしているわけではなく，診断マニュアルや評価尺度といったお作法をちゃんとふんだとしても，器質疾患の除外には何の役にも立っていないのかもしれないというおそれとおののきを忘れないということである。

　具体的なモデル事例を，てんかんがらみで2つ取り上げておきたい。

　　21歳の女子大生。半年前からパニック障害との診断でいくつかのクリニックを受診して，SSRI をいく種類か服用し，認知行動療法も受けたが，次第に症状が悪化し，不安感のためここ1ヵ月は大学にも行けなくなり，教員志望で教育実習も始まるということで，これ以上大学に行けないと様々なことに支障が出るということで，困り果てた家族とともに当科に来院された。来院時点では1日のうち，半分くらいは漠然とした不安感がずっとあり，また間欠的にいてもたってもいられないほど強い不安が突然襲ってくるという状態であった。症状が始まったころは，不安発作は急に始まり，1〜2分程度で終了する短いエピソードが週に1回あるかないかという程度であったことが聴取の結果明らかになった。また，不安の質が，誰かが近くにいるような感じがありありとするといった感覚もあったこともわかった。脳波では，浅眠時に右前側頭部に棘波が反復性に出現。MRIには特記すべき異常はなかった。Lacosamide を開始し，1週間で有効量まで増量したところ，不安発作は即座に抑制され，教育実習にも無事間に合った。

　詳細は述べないが，DSM で診断をすると，この事例ではとりあえずはパニ

ック障害の診断基準を満たし，パニック障害という診断は，この疾患が器質性疾患であったことを除いては間違っていない。器質性疾患の診断は，精神科医の仕事ではないといえばその通りであろうが，パニック障害の中核群について知悉していれば，少なくともこの事例がパニック障害の中核群ではないこと，パニック障害の治療に容易に反応せず症状が悪化していることから，たとえ，形式的にはパニック障害の診断に何の落ち度もないとしても，診断の確かさに不安を持つことができることは標準的精神科医としては必要なことだろう。

　63歳，工務店社長。元来温厚な性格であったのが1年前から新入社員や孫に急に怒り出して止まらなくなることがあり，近医を受診したところ，性格変化から始まる認知症前段階の可能性があると言われて，「予防のため」と抗認知症薬が処方された。この時に，MMSE（Mini Mental State Examination）は27点であった。ところが半年後には，チックのように一瞬顔と手がビクっと動く発作が1日に何回も出るようになり，精神安定剤が処方されたが，チックも増える上に仕事もおぼつかなくなってきたために，来院された。MMSEは7点と著しく低下。チック様の発作はfaciobrachial dystonic seizureというLGI1抗体による自己免疫性脳炎に比較的特異的な発作であった。免疫抑制療法によってMMSEは25点まで改善。チック様の発作は即座に消失した。

　この事例では，標準的な精神科医が診断にまで至らないのはむしろ当然であるが，最も問題なのは最初の軽度認知障害（mild cognitive impairment：MCI）という診断であろう。最近の拡張されたMCIの定義では，こうした事例までMCIの予備軍に入れることもあるようであるが，すべてのMCIが何らかの認知症に進行するわけではなく，MCIというのはあくまでも暫定診断であって，決着がついていないという気持ちの悪さを自分の内に持ち続けておくこと，つまりはnegative capabilityがここでも必要とされている。そうすれば，認知機能の再測定を早めに行ったであろうし，通常の認知症ではありえないような急速な記銘力の低下が早期に発見され，より早めの紹介に結

びついた可能性がある。

　繰り返しになるが一般精神科開業医にとって，数多い器質性精神疾患をすべて把握し，それを正確に診断することが要請されているわけではないことは言うまでもない。てんかんは器質性精神症状を引き起こす代表的な疾患の１つであるが，これについても同様である。自らが自家薬籠中のものとしている病態，統合失調症や気分障害，パニック障害，様々な認知症などの病歴や経過に違和感があった場合，このおそれとおののきを失わなければ可及的すみやかに紹介を行うことができることになる。この違和感を持つためには，項目を単に拾って数え上げたり，評価尺度で点数をつけるという診断を繰り返しているだけではどうしようもないことは間違いない。一定数の症例を経験し，自分の内に中核群のイメージを持っておかなければ，「いつものパニック障害とは違う」あるいは「いつもの MCI とは違う」という違和感を持つことはできないからである。

　開業医にとって最もおそれなければならないことは，診断がつかないことなのではなくて，目の前の病態がもう診断がついてわかってしまったという感覚であることを知るために，てんかんの話しを時々聞いておくのは少なくとも害にはならないであろう。

Ⅲ．精神科専門病院

　精神科専門病院，特に精神科救急を引き受けている病院では，開業医とは対照的に，いくつかのてんかんの病態に関して知悉しておくことが必要になる。昨今は内科や外科の非常勤医はほとんどの精神科専門病院に配置されているとはいえ，てんかんに関わる病態について気軽に尋ねることができる脳神経内科医などが手近にいることは稀である。したがって，重積状態にでもならなければ，自前で対処せざるを得ないことが圧倒的に多い。

1. 長期入院中の患者におけるてんかん発作

1）ベンゾジアゼピンおよび phenobarbital などからの離脱発作

　長期入院患者はしばしばベンゾジアゼピン，そして以前はベゲタミン®の中に含まれていたフェノバール®を服用しており，何らかの理由（急性身体疾患による他の病院への搬送）によってこの服用が意図せずに急に中断されることがあり，そのために離脱発作が引き起こされる場合がある。離脱発作は原因薬剤の中止から2週間以内に通常は出現し，再燃しないことが圧倒的に多い。少なからぬ入院中の転院患者は10日～2週間で元の病院に帰ってくることを考えるとちょうどその頃に離脱発作が起こる計算になる。

2）クロザピンによるてんかん発作の誘発[1]

　クロザピン治療の普及によって，クロザピン誘発性の発作が精神科専門病院で体験される機会が増えている。Hatano らによれば，12.4%（222/1784）の患者でてんかん発作が誘発され，若年，多剤併用，リチウムの併用が発作のリスクを高め，投与開始後4～5ヵ月に発症のピークがあり，また用量依存的に発症率は高まるという結果であった。興味深いことに，クロザピンでてんかん発作が誘発された場合，ECT で誘発した痙攣とは違い，必ずしも精神症状を軽減する作用はないのではないか，場合によっては不安定化させるのではないかという印象を講演会などで聞くことがあり，今後，検討を要する点であろう。

3）急性症候性発作

　高齢者になれば何らかの脳の疾患（脳梗塞や認知症）や薬剤の投薬などによって二次的に急性症候性発作としてのてんかん発作が起こる確率が一般的に増加するが，精神科に長期入院中の高齢者も例外ではない。

4）てんかんを合併する入院例

　特に知的障害を伴うてんかんの場合，逸脱行為により家族との共同生活も一人暮らしも困難になって，最終的に精神科で長期入院となっている事例を散見する。かなりの症例でてんかんの類型診断も明確でないことが多く，発作の形も不明であることもしばしばである。複数の抗てんかん薬が処方されている場合にはどの抗てんかん薬が有効かも不明であることもあり，さらに

は今いるスタッフは誰も見たことがない「伝説の発作」が何十年も前にあったようであるが，本当にてんかん発作があったのかどうかすらわからない場合もある。こうした場合，てんかんが本当にあるのであれば，大多数が年齢非依存性の焦点性てんかんであると考えてよい。

近年では，中等度の知的障害を伴う自閉症スペクトラム障害の事例の一時的な保護を要請される場面が非常に増えている。その場合，てんかんは3～4割の割合で合併しており，管理を要することが多い。焦点性てんかんに準じて取り扱うことが多いが，てんかん発作はほどほどに止まっていればよいという視点が有用かもしれない。

5）てんかん性精神病

てんかん発作の群発とは独立に，難治のてんかんに起こり得る精神病を，発作間欠期精神病と呼ぶことがあるが，知的障害のない発作間欠期精神病はほとんど現在の長期入院者には見当たらない。これは19世紀や20世紀中盤までとはずいぶん様変わりしている可能性がある。てんかん性精神病という診断名の長期入院患者はほとんどが実際には何らかの慢性の社会的不適応行動にてんかん発作を合併する（あるいは合併しない）「3）てんかんを合併する入院例」である。

2. 精神科救急におけるてんかん

精神科救急においては，頻度は低いが特異性の高いてんかん関連の急性精神病状態が存在する。精神科専門病院における精神科救急の現場では，多くの場合，脳神経内科医へのコンサルトをその場で行うことは困難であるし，さらに言えば，精神科救急で遭遇するようなてんかん関連の急性精神病状態を的確に判断できる脳神経内科医は，標準的というよりは，標準よりはかなり熟達した脳神経内科医であることが多く，ファースト・コンタクトで遭遇する可能性がより高いのは，精神科救急を担う精神科医である。

1）非けいれん性発作重積状態

非けいれん性発作重積状態は，急性症候性発作の代表的な一形である。薬剤誘発性のものでは，抗うつ薬は，非けいれん性発作重積状態を引き起こす

代表的な薬剤の1つであるが，他には一部の抗生物質，免疫抑制剤，炭酸リチウムなどが有名である。

典型的な病像は，顕著な発動性の低下に，散発的な逸脱行為が混在するものであるが，急性の錯乱が前景に立つ場合もある。多くは原因薬剤の停止によって，発作は消失するので抗てんかん薬の予防的投与は必要としないが，何らかの原因があって起こっている急性症候性発作であることを考えると，原因がわからない場合は，急性症状が落ち着いた時点で脳神経内科へのコンサルトが必須である。

2）発作後精神病

頻度は低いが，典型像においては，主に罹病期間の長い側頭葉てんかんにおいて，意識減損を伴う発作（焦点性意識減損発作ないしは強直間代発作）が群発した後，一定の清明期を経て，軽躁状態から錯乱に至るものであるが，時に，発作群発直後から著しい不機嫌状態となり，一触即発の暴力性を示すことがあり，緊急の医療保護入院を要する場合がある。既往歴がわからない状態で運び込まれた急性精神病の患者が，いわゆる非定型精神病様の病像を呈するか，あるいは精神病を思わせる訴えとともに，突発的な暴力性や，性的な脱抑制（特に女性），が目立つような場合には，発作後精神病も鑑別診断の片隅に置いておく必要があろう。

発作後精神病は激しい精神運動興奮を示すが，その大部分は1週間以内には自然に終息する。ただし易刺激性が1ヵ月程度は残存する場合もある。

3）その他

心因性非てんかん性発作は，通常は脳神経内科あるいは脳外科がある総合病院に送られるため，精神科救急でファースト・コンタクトを行う機会は少ないと考えられるが，軽度の知的障害のある患者が，適応障害を起こして何らかのトラブルで運び込まれた場合，診察の途中で，心因性のけいれんや意識障害を起こし始めるといった事態は十分想定される。

また，精神科救急で問題になりそうなてんかん関連の病態としては，他に慢性のアルコール依存症の患者において出現する subacute encephalopathy with seizures in alcoholics，常用量のリチウム服用による急性に出現する疑

似認知症状態など，いわゆる PLED（periodic lateralized epileptiform discharges）あるいは PSD（periodic synchronous discharges）といった，非けいれん性発作重積状態の脳波よりも周波数が遅く，形も非定型でそのてんかん性が明瞭でない高度の脳波異常を示す病態がある。

IV. 総合病院精神科

　総合病院精神科では，脳神経内科など他の診療科の手助けを得やすい環境にあるが，精神科専門病院の精神科救急で問題になる病態はすべて関わらねばならない可能性はある。それ以外で総合病院精神科において特に問題となり得る状況を挙げる。

1. 心因性非てんかん性発作への介入

　心因性非てんかん性発作の一部は，頻回の救急外来への受診，てんかんと誤診することによる挿管および場合によっては気管切開の可能性，入院の長期化による医療への依存など様々な問題を総合病院に引き起こすポテンシャルがあり，総合病院の精神科医においては，コンサルトを求められる可能性が高い。特に近年，小規模てんかんセンターが全国的に増加しており，てんかんを専門とする脳外科や脳神経内科，あるいは熱心な小児神経科が存在している医療機関では，てんかんのほぼ10分の１の割合で併存する心因性非てんかん性発作には好むと好まざるとにかかわらず精神科医は一定の知識と経験を持たざるを得ない。

　発作脳波同時記録をとることが，診断のためのゴールド・スタンダードではあるが，発作の頻度などから実際に発作脳波同時記録を測定できるのは，平均的には疑い症例の２割程度にとどまる。したがって，一定の誤診（実際はてんかんであるのにとりあえず心因性非てんかん性発作の可能性も念頭に置いて治療をする事態）の可能性を念頭に置きながらの介入を行わざるを得ない場合も少なくない。

2．トランジション

　小児神経科医がトランジションを試みる先としては，現在は脳神経内科が圧倒的に多いが，脳神経内科医自体が，知的障害を伴う事例を経験することが少なく，たとえば自閉症例などで外来で大声を上げる状況は，脳神経内科に通っている患者・家族にとってはなかなか許容してもらえない実情もあり，精神科医がヘルプを求められる局面がしばしば見受けられる。さらに，知的障害がない事例では，パターナリズムに基づく小児科的枠組みから自己決定に基づく成人の枠組みへの転換が求められるが，そもそも治療の枠組みということに対して専門的に意識する機会を持たない脳神経内科医がこの枠組み転換を自力で行うことは，例外的な場合を除いては難しいことが多い。

3．てんかん治療に伴う精神症状への対処

　これは通常のリエゾン精神医学の一部であるが，てんかんは特にその3割を占める難治例においては，種々の精神症状を併発する。また一部の抗てんかん薬は，ネガティブな精神科的影響を一部の人に生ずることが知られていて，紹介元の脳外科医ないしは脳神経内科医がてんかんの専門医ではない場合，こうしたネガティブな薬剤の効果について知悉していない場合もある。紹介を受けて，たとえばうつならうつ，精神病なら精神病に対して，単純に抗うつ薬を処方する，あるいは抗精神病薬を処方するという仕方では，多くの場合，症状の改善は得られず，抗てんかん薬の見直しが必要となる。総合病院に勤務し，リエゾンを受ける機会がある場合，少なくとも，相談された症状が現在処方されている抗てんかん薬の副作用の可能性があるかないかの判断はできるようになっておく必要があろう。

　イライラ，抑うつ，精神病が抗てんかん薬で出やすい3大精神症状であるが，イライラの場合には，levetiracetam と perampanel，抑うつは topiramate，精神病は zonisamide，topiramate などが特に注意すべきである。これに対して，バルプロ酸，carbamazepine，lamotrigine は相対的に精神科的副作用を生じにくい。

4．てんかんとともに生きるための心理社会的サポート

　てんかんは，比較的容易に発作を抑えることができる7割の人たちにとっても，思春期や小児期の学校生活，職業選択，結婚や妊娠に大きな影響を与える疾患である。しかも，大部分の人にとっては，対策もあり出口戦略も十分に存在する疾患でもある。脳神経内科や脳外科医でてんかんを専門としない医師の大部分は，病とともに生きるとはどのようなことかを相手の状況に身を置いて考えることをその職業の大きな営みとはしていない職種である以上，心理社会的サポートは言うまでもなくその一次的な仕事ではない。身体科と患者・家族の間の仲介を試みるだけで，場合によっては小さな介入が大きな効果を持つ場合もある。

V．ま と め

　以上，精神科医は置かれた状況によって，てんかんに関わらなければならない必要性も，必要とされる知識の深さや種類も大きく異なってくる。総合病院精神科に身を置く場合には，てんかんについて一定のレベルの知識を得ておくことは，標準的精神科医と呼ばれるためには必要なことと考えられる。精神科専門病院に勤務する場合には，少なくとも当該の病院に勤務する精神科医のうち1人は一定のてんかんに対する知識を習得していることが望ましく，また，精神科救急を行う場合には，いくつかの病態について知識を持っておくことは，活用の機会は多くはないだろうが有用であろう。精神科クリニックの場合，てんかんの治療に直接関わらなければならない機会は現在きわめて少なくなっていると思われるが，自身がいったん下した診断に対しての居心地の悪さを保ち続けるための重要な教訓として，てんかんを鑑別診断の念頭に置いておくことは，臨床の質を高めることになるに違いない。

文　　献

1）Hatano, M., Yamada, K., Matsuzaki, H. et al.: Analysis of clozapine-induced seizures using the Japanese Adverse Drug Event Report database. PLoS One. 2023 Jun 12;18 (6) :e0287122.

14 第1部 精神科医は働く場面に応じてどの程度のてんかんの知識を必要とするか

2) 兼本浩祐:てんかん学ハンドブック. 医学書院, 東京, 2018.

精神科医が専攻医として身に着けるべき
てんかんの薬物療法

　抄録：今や精神科医の日々の臨床の中に占めるてんかんの比率は小さく，その比率は今後さらに小さくなりそうな気配もある。精神科臨床において重要ではあるが，多くの人には比較的優先度の低いてんかんを，とりあえずは6時間程度のタイム・コストで習得でき，実臨床でも若干は役立つミニマムてんかん学を提供することを試みた。本稿では，Step1として，てんかん学を学ぶための基本的な原則を，4大てんかん分類プラス2と考え，これを習得するために，A）ミニマムてんかん用語として，焦点性発作と全般発作，てんかん発作・てんかん症候群・てんかん大分類の区別を解説し，次に，B）ミニマムてんかん学として，年齢依存性焦点性てんかん群，特発性全般てんかん群，年齢非依存性焦点性てんかん群，全般・焦点混合てんかん群を解説する。次にStep2として，精神科医が実際に遭遇する機会の多い側頭葉てんかん，若年ミオクロニーてんかん，急性症候性発作，非けいれん性発作重積（細川の棘徐波昏迷），心因性非てんかん性発作を解説する。最後に，自分で脳波を読まない場合も含め，Step3として脳波との付き合い方を概説する。

Key words: *epilepsy, EEG, temporal lobe epilepsy, juvenile myoclonic epilepsy, acute symptomatic seizure*

Ｉ．はじめに

　精神科医はどのように様々なsubspecialityを学ぶべきなのだろうか。精神科領域といっても広い。しかも，今や精神科医の日々の臨床の中に占めるて

んかんの比率は小さく，その比率は今後さらに小さくなりそうな気配もある。加えて言うならば，ぱっと見からすれば，てんかんの臨床に通暁するためには相当のタイム・コストを覚悟しなければならないように見える。そうなると，少なくともてんかんを学ぶ優先順位は落ちるに違いない。本稿では，6時間程度のタイム・コストでとりあえずは習得でき，実臨床でも若干は役立つミニマムてんかん学を提供したいと考えるが，その前に，何のために精神科医がてんかんを学ぶ必要があるのかをごくかいつまんで考えておきたい。

Ⅱ．何のために精神科医がてんかんを学ぶ必要があるのか

てんかんの延べ外来患者数からみると精神科医の「受け持ち」総数は現在でも決して少なくはない。これは，てんかん治療の2重構造による。てんかんの6〜7割は比較的容易に薬剤で治療できる一方で，約3割は投薬で発作が容易にとまらない。この3割は医療のヘビー・ユーザーになるので，来院率が高く，結果としては，外来来院の延べ人数では容易に治療できる7割の患者とほぼ同数かそれ以上の数になる。さらにこの3割では精神科的合併症の併発率は高く，勢い精神科への紹介が少なからず行われることになる。さらに，最初にてんかんと診断された患者のほぼ5人に1人は心因性非てんかん性発作か失神発作であり，少なく見積もってもてんかんと診断された人の10人に1人はむしろ純粋な精神科疾患であるということになる。

しかしながら，実際に精神科医が主体的に自らてんかんを診断し，関わらざるを得ない立場に立たされるのは以下のような場合であろう。①単科精神科で自分の患者がけいれんを起こす，②小児科からのキャリー・オーバーを施設ないしはグループホームの嘱託医としてみる，③認知症の鑑別診断としての高齢発症てんかん，④心因性非てんかん性発作，⑤てんかんに伴う精神病，⑥非けいれん性発作重積状態，⑦パニック障害として紹介ないしは受診した人が実際には "ictal fear" を呈する側頭葉てんかんである，⑧総合病院の場合，リエゾンで他科入院中のてんかんを持つ人の精神症状の治療をお願いされる，などである。児童精神科医であれば，カナー型の自閉症は思春期

になると３〜４割の割合で側頭葉てんかんを起こすので，残念ながらてんかん診療を避けて通ることは困難であろう。

Ⅲ．てんかん学習フローチャート（図１）

　ある１つの病気について学ぼうと考える時に，原則から学ぶか事例から学ぶかというのはなかなかに選択の難しい問題だと思われる。全体が分からないことには自分が今どこにいるのかのオリエンテーションはつかないが，今ここで目の前にある事例についての問題を解決するには単に全体としての原則が分かっていても実際にはなかなか手のつけようがない。図１に３つのステップからなるフローチャートを作ってみた。ステップ１でてんかん学の基礎知識とてんかん用語についての最低限の知識を解説し，ステップ２で目の前で精神科医が出会う可能性がある症候群を解説するが，実際に事例と出会った時が一番効率的な勉強の開始時期だと考える。ステップ２とステップ１を何度か往復しながら習得するのがおそらく最も効率的である。

Step1　ミニマムてんかん学とミニマム用語
達成目標：４大分類プラス２を覚える
　A）ミニマム用語
　てんかん学を習得するためには，最低限の準備としていくつかの用語を覚える必要があるが，どうしても覚えなければならない用語はごくわずかである。
　A−１）焦点性発作と全般発作：てんかん発作開始時に大脳皮質の片側からてんかん放電が始まる場合を焦点性発作，てんかん発作開始とほぼ同時に脳の両側からてんかん放電が始まるものを全般発作という。片側から始まりこれが両側へ伝播してもそれは焦点性発作である。
　A−２）てんかん発作，てんかん症候群，てんかん大分類：てんかん発作とは観察できる，あるいは実際に体験されていて訴えられる症状のことを言う。具体的には欠神発作，強直間代発作，発作性恐怖などの前兆がその例で

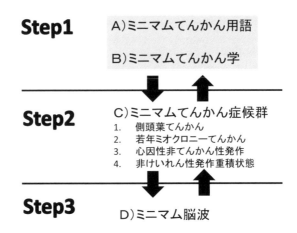

図1　精神科専修医のためのミニマムてんかん学習フローチャート

ある。てんかん症候群とは，いくつかの特徴的なてんかん発作とそれに対応する間欠期の（つまり非発作時の）てんかん性脳波異常，および発症年齢などが組み合わさった疾患単位であり，具体的には若年ミオクロニーてんかん，側頭葉てんかんなどである。てんかん大分類とは，たとえばレノックス・ガストー症候群，ウエスト症候群などのいくつかのてんかん症候群を総括するものであり，2017年の新国際分類では全般・焦点混合てんかんといった名称のもとにまとめられているものをいう。

B）ミニマムてんかん学

成人てんかんに限れば，国際抗てんかん連盟（ILAE）による1989年の4大てんかん分類プラス失神発作および心因性非てんかん性発作の6つを区別すれば，7〜8割のてんかんを主訴として来院する患者・家族に，発作予後と第一選択薬を含め現在の状況のオリエンテーションを伝えることができる。

B-1）年齢依存性焦点性てんかん群：幼児期から学童期前半に発症し，思春期には発作は自然に治癒する疾患群である。具体的にはいわゆるローランドてんかんとパナエオトポラス症候群がこの分類に含まれる主要なてんかん症候群である。

B-2）特発性全般てんかん群：学童期から思春期に発症し，具体的には

小児欠神てんかん，若年ミオクロニーてんかんが代表的なこの分類に含まれるてんかん群である。バルプロ酸が特効的に有効だが，levetiracetam も催奇性の問題から最近頻用される。基本的には大きな発作は投薬でコントロールできることが多い。

B－3）年齢非依存性焦点性てんかん群：0歳から超高齢者まであらゆる年齢で発症する。交通事故や脳血管障害など脳が損傷を受けて発症するてんかんの多くはこのてんかん群である。部位に応じて側頭葉てんかんとか後頭葉てんかんなどと呼ばれ，これが他の大分類における症候群に当たる。三振アウトの法則が成り立ち，3つの焦点性てんかんに有効だとされている薬剤を投与して発作が止まらなければ，その後どの薬剤を足しても発作が止まる確率は原則として4～6％である。最終的な寛解率は6～7割に留まる。エビデンスは十分ではないがこの3つのうちにはナトリウムチャンネル遮断剤を含むことが望ましい。

B－4）全般・焦点混合てんかん群：新生児期から乳幼児期に初発し，てんかん発作が通常は日単位から週単位で頻発し，次第に知的障害が伴ってくるもので，寛解率は1～2割である。具体的には先ほども指摘したように，レノックス・ガストー症候群やウエスト症候群が含まれる。

B－5）この4大分類に失神発作，心因性非てんかん性発作を加えたものがおおよそ分かれば，てんかん学の枠組みを理解したことになる。

2017年の新国際分類では，年齢依存性焦点性てんかんおよび特発性全般てんかんが大分類から抜け落ちたが，新国際分類の全般てんかんからは，全般・焦点混合てんかんという形で，ウエスト症候群やレノックス・ガストー症候群は除外されており，実質的には特発性全般てんかんと近似したてんかん大分類となっている。さらに年齢依存性焦点性てんかん群も，自己終息型焦点性てんかんという名前で使用しても良いという但し書きがつけられており，1989年分類と2017年分類は実質的には大きな離齬なく一致させることができる。

Step2　ミニマムてんかん症候群
達成目標：側頭葉てんかんにまずは習熟する

精神科医が知っておくべき症候群のまず第一は，側頭葉てんかんであり，難易度が低いのとてんかん全体を理解する上で有用なので若年ミオクロニーてんかんを次に習得するのが良い。さらに日々の臨床という点では急性症候性発作という概念は分かっている方が良いかもしれない。また精神科医がファースト・タッチする可能性が高いという点では，非けいれん性てんかん発作重積状態（細川の棘徐波昏迷）および心因性非てんかん性発作も重要であろう。ただし，症候群は数が多く徹底してやれば深みにはまるので，辞書的な成書を1冊手元に置き，事例に出会ったときに該当する可能性のある症候群を熟読するという仕方が効率的である。ただしこうした病態の存在を知らないと発想にも浮かばないということになるので少なくとも意識の片隅においておく必要はある。

　C－1）側頭葉てんかん

　●症状：①前兆→②複雑部分発作→③発作後もうろう状態の3つの相からなる。

　①前兆：お腹から込み上げてくる不快感（上腹部不快感）が最も頻度が高く，次いで既知感（前にも同じようなことがあった）に代表される親近感の変容，発作性恐怖が多い。後頭葉から側頭葉に伝播するものでは虹が見える，キラキラ光るなど要素性幻視が先行する。

　②複雑部分発作（新分類では焦点意識減損発作）→③発作後もうろう状態：全プロセスで数十秒から数十分持続する意識障害であり，その経過中に，凝視→発作時自動症→発作後もうろう状態の3相を区別するように病歴聴取をすることが診断上は有用である。自動症の代表的なものは，何かを吸う動作や舌なめずり，口をもぐもぐさせるといった口部自動症が最も典型的であるが，「当番きやはった。どうしたらいいの」といったような同じ言葉を反復する言語自動症も稀ならず観察される。発作時の自動症はおかれている状況とは独立にステレオタイプに反復する。発作後もうろう状態は意識障害からの回復期で，てんかん放電はすでに終了しているので，おかれている状況によって多彩な行動を反応的に起こすことになる。

　●検査：脳波とMRIが主要な検査である。脳波は典型的には前側頭部棘波

がみられるが読み取りに若干の訓練が必要である（Step3参照）。MRIでは主には海馬硬化の有無を確認する（フレア像で高信号になり対側よりも萎縮している）。海馬硬化を伴う場合，小児期の熱性けいれん重積の既往歴が聴取されることも稀ではない。時には扁桃核の腫大が確認される場合もある。

●治療：診断が確実であれば，lacosamide（50mg）2錠から開始し，100mg2錠分2でとりあえず維持する。これで上手くいかなければ専門医に紹介する。海馬硬化があるものや腫瘍があるものでは，てんかん外科手術で発作は高い確率で消失する。

●臨床で精神科医が出会う可能性のある亜型

高齢発症てんかん：MRIで明確な病巣がなく50歳以降で初発する高齢者のてんかんは，前兆を伴わないことが多く，複雑部分発作のみで診断しなければならないことが多い。凝視→口部自動症→発作後もうろう状態（生返事をする，頓珍漢なことをいう）といった相構造が数十秒から数十分の意識障害の中で聴取できることが病歴からの診断では有用である。脳波所見を伴わないことも稀ではない。投薬に容易に反応することが多く，薬剤抵抗性の場合は誤診の可能性を考え速やかに専門医へ紹介する。放置されると，認知症と誤診されるような記銘力の低下，アパシーをきたすことがある。

発作性恐怖：パニック障害や全般性不安障害としばしば誤診される。発病当初は恐怖感の持続時間が数秒から数分と短いことが特徴で，予期不安を訴えることはほとんどないが，放置あるいは誤診されて，抗てんかん薬の投薬を受けないか，あるいはベンゾジアゼピン系ないしはバルプロ酸などのみの投薬を受けていると悪化し，ほとんど連続的になって，外出もままならなくなるほど悪化する場合がある。側頭葉てんかんの典型的な症状の1つである。問診には一定のスキルを要するので自信がない場合には専門医に速やかに紹介する。

Ｃ－２）若年ミオクロニーてんかん

●症状：両上肢（特に近位筋の）意識保持下でのピクつき，思春期発症，覚醒後数時間以内に発作が集積することを3徴とする。両上肢のピクつきは2～3回であることが多く，持っているものを落としたりする。かなり非対

称のこともある。

●検査：脳波で3〜5連のやや不規則な印象の多棘徐波が出現する。

●治療：バルプロ酸が特効的に有効だが，肥満，妊娠の予定などがある場合は，levetiracetam を用いる。ただし，levetiracetam はイライラ感や不快な気分をきたす場合があり，その場合は，lamotrigine が用いられる。lamotrigine は5mg 程度の少量から始め，3ヵ月くらいかけて極めてゆっくりと増量すると薬疹の発症を少なくできる。

●注意：精神科医が初診する機会は少ないが，頻度は高く，てんかん学全体の眺望を得る上では一度は治療を体験したい症候群である。

　Ｃ－３）急性症候性発作

●症状と定義：薬物の離脱（ベンゾジアゼピン，phenobarbital）あるいは投与，低血糖や低ナトリウムなどの代謝性，頭部外傷・脳炎など何らかの理由があって，その原因のゆえにてんかん発作が初発する場合を，急性症候性発作と呼ぶ。主要な症状は大発作（強直間代発作）であるが，非けいれん性発作重積状態が精神科領域では重要である。大発作は初発の重積という形で発症することが少なからずあり，その場合は救急対応を要する。

●検査：非けいれん性発作重積では脳波異常の確認が必須であるが，大発作の場合には，脳波異常が筋電図のために読みとれない場合も多い。発作への対症療法も重要だが，画像診断，血液検査などで原因を究明することが優先順位は高い。

●治療：非けいれん性発作重積については次節の参照をお願いしたい。急性症候性発作のけいれん性の重積では，diazepam の静注だけでは発作の抑制をみないことが多い。いずれにしても原因が不明な場合には原因の究明が第一なので，可及的速やかに救急病院への搬送が必要である。

　Ｃ－４）非けいれん性発作重積（細川の棘徐波昏迷）

●症状・脳波：症状は最も典型的には発動性の低下の形を取ることが多い。数時間から時には数日に及ぶ反応の著しい鈍さが特徴的で促さないとトイレにも行けなくなり，自発話はほとんどなくなる。時に急性錯乱の形を取ることもある。脳波上2〜3Hz の持続性の棘徐波が対応していることが必須であ

る（多くは前頭極・前頭部優位）。Diazepam の静注を脳波を記録しながら行い，脳波所見の改善と反応性の改善が確認できれば確定診断と考えて良い。脳波所見は断続的に消長を繰り返すことが多く，１回の脳波記録だけでは必ずしも所見が確認できるとは限らない。

●治療：精神科領域で最も原因として多いのは，三環系抗うつ剤，またそれよりは頻度は低いが SSRI などの抗うつ薬一般による急性症候性発作であるため，原因の究明が優先される。

●定義：持続性前兆も文字通りに考えると非けいれん性発作重積であるが全く病態が異なる。また，脳梗塞などの後に出現する周期性同期性放電（PSD）や周期性片側性てんかん（PLED）は脳波上は棘徐波昏迷と区別できないこともあるが，通常は diazepam の静注に反応しないことも多く，異なった病態を含む。

C－5）心因性非てんかん性発作

●症状・治療：症状は多彩なので，初学者は専門医の意見を一度は聞き，納得がいかない場合には，複数の専門医に意見を聞く。患者・家族が診断に納得がいかない場合，何度でも別の専門医に根気よく紹介すること自体が治療的である。専門医巡りに患者・家族が飽いてからで治療開始は十分間に合う。知的障害があり，環境に対して不適応を起こしている場合には，頻回の救急搬送・緊急受診が行われることが多く，しかも投薬やカウンセリングなどの通常の精神療法もそれほど奏功しないことも少なからずある。認知行動療法は一定の効果はあるが，プログラム終了後の持続的効果は必ずしも多くを期待できない。対処法としては日中の主治医の診察時間内にできるだけ頻回に定期受診させ，１回の面談時間はできるだけ短めに設定して不安の軽減をはかる。常にウェルカムの姿勢を取れれば受診回数の抑制につながる。その上で環境因子の何に対して不適応を起こしているかをケースワークし，就労支援や家族構造への介入などを行うことが有用である。知的障害・てんかんのいずれもがない事例は，複雑な家族背景がある場合が多く，内省型の精神療法が必要な場合が多い。

●検査：発作の回数が一定以上であれば，発作脳波同時記録を取ることを

試みる。発作時脳波が正常であっても，前頭葉内側面，補足運動野に起源がある場合，意識保持下に発作が出現している場合には，頭皮上脳波では異常が検出できない場合がある。また，当該の発作は心因性であっても，別の真のてんかん発作が存在している場合もあるので注意が必要である。さらに急に転倒する発作については必ず循環器科に一度はかけて心原性の発作を除外しておく必要がある。

　C－6）その他

　●全般・焦点混合てんかん：施設などの嘱託医をする場合には，レノックス・ガストー症候群，ドラベ症候群などの知識は知っておく必要がある。レノックス・ガストー症候群は頭皮上脳波で，遅棘徐波がほぼ必発なので，脳波異常がない場合には否定できる。

　●自閉症に伴うてんかん発作：思春期で発症するてんかんは側頭葉てんかんが多い。意外に難治なのと発作を無理に薬剤で徹底して止めてしまうと精神的にいらいらがひどくなり悪化する場合がある。保護者と良く話し合い，どの程度の治療的な介入をするか，落としどころを探る必要がある。

　Step3　ミニマム脳波

　てんかん臨床においては，脳波が診断を確定するのではなく，病歴聴取によって推察した病態を補強するための道具だと考えておく必要がある。下記の提案は自分で脳波を読む練習をする場合としない場合に分けた。

　D－1）自分で脳波を読まない場合

　表1に挙げたが，少なくとも4以下は，脳波を診断根拠とするのであれば，判読者によるぶれがあるのでダブルチェックを必要とすると考える。脳波を依頼する場合，モンタージュをつけること，可能であれば睡眠脳波を取ることは重要である。

　D－2）必要最小限に脳波を習得しようと考える場合

　達成目標：前側頭部棘波を読めるようにする

　表1の1と2は脳波図全体に出現するので読めるようになるのにそれほどの訓練は必要としない。2の多棘徐波が時に徐波と筋電図の組み合わせと誤

表1　人に読んでもらったてんかん性脳波異常の信頼度ランキング

1．3 Hz 棘徐波
2．多棘徐波
3．前側頭部棘波
4．前頭部・後頭部棘波（棘徐波）
5．頭頂部・中心部棘波，広範に一側半球に広がる棘波

1，2の信頼性は高く，3も信頼性は比較的高い。4は若干の留保は必要。5は専門家の間でもしばしば意見が食い違う。

読されることがある程度である。しかし，前側頭部棘波を読むには，一定の訓練を必要とする。これが読めれば病歴聴取による自らの側頭葉てんかんの診断を確認することができる。問診の正しさを物理的な指標で確認できる機会は通常の精神科臨床では稀であることを考えると，この体験には醍醐味がある。

　てんかん性異常波の習得のこつは，てんかん性異常波に見える所見を「てんかん性異常波」「判定不能」「非てんかん性異常波」の3つにまずは3分割する癖をつける。その上で，初学者は表1の1～3をまずは判定できるように注力し，自分の力量で判定できないものは全て判定不能として保留することである。どんな専門家でもてんかん性異常波であるかどうかの判定ができない波は必ず残存するので，どの程度を保留に分類するかは専門家でも初学者でも程度の問題に過ぎない。全ての波についててんかん性かそうでないか判定できるという専門家は基本的にはいない。分かるものだけを分かる，分からないものは分からないと線引きすれば明日からでも脳波は臨床の役に立つ。

　紙面の制約もあり，本稿では実際の練習をしてもらうことはできないので，訓練をしてみようと考える専修医は，市川忠彦の成書[1]を参照されたい。諸外国の本も含めこれだけ簡潔明快に脳波の読み方を解説した成書は見当たらない。前側頭部棘波の読み方も細かに指南してある。

利益相反

UCB ジャパン，第一三共から講演料をもらっています。

文　献

1) 市川忠彦：新版 脳波の旅への誘い（第2版）．星和書店，東京，2006.
2) 兼本浩祐：てんかん学ハンドブック（第4版）．医学書院，東京，2018.

第 2 部

リエゾン場面において
必要とされるてんかんの知識

抗てんかん薬のプラスとマイナスの向精神作用

―全体の俯瞰―

　抄録：抗てんかん薬の向精神作用に関して各論を読むための導入として，筆者の印象をまとめた。てんかんの精神症状に関する独特の用語を3つ提示し，また，抗てんかん薬のマイナスの効果で頻度の高いのはいらいら，抑うつ，精神病症状であることを指摘し，それぞれに対して，抗てんかん薬の変更が最も有効な精神症状への対抗手段であった典型的な3事例を提示した。

Key words: *antiepileptic drugs, psychotropic effect, psychosis, irritability, depression*

Ⅰ. は じ め に

　抗てんかん薬（antiepileptic drug：AED）は，様々のプラスあるいはマイナスの向精神作用を持っている。Valproate, lamotrigine は代表的なものであって，双極性障害に対する気分調節作用に関してはエビデンスの構築もある。Carbamazepine の気分調節作用も長い間臨床的には広く認知されてきたが，薬疹の問題と比較的古い薬剤でエビデンスの構築のための経済的な見返りが少ないという問題もあって，十分なエビデンスが今後構築される見通しはない。これら3剤以外では，gabapentin, lacosamide に若干の気分調節作用を主張する論文は散見されるが，なお，コンセンサスが得られるという状況にはなっていない。

　他方で，AED の投与によって様々の精神症状が惹起されることはよく知られており，特に，いらいら・攻撃性の増大は最も出現頻度が高く，抑うつ，

精神病症状が頻度的にはそれに続くとされている[1]。てんかん治療中に精神科的症状が出現した場合には，AED の副作用ではないかということを念頭に置くことは治療のために必須であり，該当する AED を使用中の患者に精神症状が出現した場合には，今回の特集の各薬剤の項目を参照されたい。本稿では，AED の向精神作用の概略的な全体像を示すが，多くは筆者自身の印象であって，十分なエビデンスはないことを断っておきたい。エビデンスに基づく詳細については，本特集の優れた各論を参照されたい。

Ⅱ．てんかんに関して使われる特異な精神症状記載用語

今回の特集を読む手助けとするためにいくつかのてんかんにおいて特有の精神症状を記載する用語を 3 つ挙げておく。

1. 発作後精神病

主には側頭葉てんかんに由来する焦点性意識減損発作あるいは強直間代発作の群発後に，典型的には半日から数日の清明期を経て急性に発症する精神病状態。情動的色彩の強い錯乱性精神病の病像をとり，数日から数週間の持続。性的脱抑制，宗教性，暴力性を帯びることも少なくない。辺縁系前頭葉に由来する場合もある。薬剤との関係では，薬剤の減量や変更による発作の誘発と関連する。

2. 発作間欠期精神病・交代性精神病

発作後精神病のようにてんかん発作と密接な時間的関係を持って出現しない。典型例では，てんかん発作の頻度・強度が急激に減少ないしは消失した場合に，それと交代して精神病が出現する統合失調症様精神病の形式をとるので，薬剤との関係が深い。個体側の精神病準備性の大きさによって，どの薬剤でも発作が抑制されると誘発されることもあれば，準備性が相対的に小さい場合は，特定のネガティブな向精神作用を持つ薬剤によってしか誘発されないこともある。

3. てんかん性不機嫌症

この言葉はもともとはドイツ語の "epileptische Verstimmung" という術語の訳語である。一時期北米を中心として，てんかんで出現する自記式の抑うつ尺度が高値を示す状態もすべて "depression" と呼ぶ若干乱暴な議論が主流を占めた時期もあったが，現在では，いらいら感が強く，不機嫌な状態が間欠的・爆発的に継続する状態が，むしろてんかんにおける抑うつにおいては多数を占めることが認知されつつあり，これはかつてのてんかん性不機嫌症に相当する病態と考えられる。

Ⅲ. 精神症状が AED のためだと疑われた場合の代替の仕方 [2]

AED によって精神科的な副作用が出ていることが疑われる場合，すでに「はじめに」で触れたプラスの向精神作用があると考えられている表1の各薬剤が代替薬の候補になる。しかしながら，多くの場合，てんかんの類型によって，どの薬剤からどの薬剤への代替が現実的かはある程度決まってしまう。

1. 特発性全般てんかん

特発性全般てんかんでは，通常は levetiracetam が精神症状の原因となっていることが現時点では最も多い。代替薬としては lamotrigine あるいは valproate が考えられるが，以下の両薬剤の得失を考えての選択となる。

Lamotrigine：
　得　妊娠可能な女性の場合，妊娠に問題がない
　失　薬疹が出現することがあり，2ヵ月以上時間をかけてゆっくりと増
　　　量する必要がある
　失　Valproate よりも薬効が落ちる

Valproate：
　得　薬効が特発性全般てんかんに対しては3剤の中でも最も強い

表1 AEDによって精神科的副作用が出現していると疑われた場合の代替薬	表2 ネガティブな精神症状を誘発するリスクが相対的に高い薬剤
Lamotrigine Valproate Carbamazepine Lacosamide？ Gabapentin？	Topiramate Zonisamide Levetiracetam Phenytoin？ Perampanel？

失　催奇性あり

大発作を止める必要がある場合，perampanelを代替薬にする選択肢もあるが，妊娠に対する安全性の確認が動物実験レベルでしかないという問題がある。

2. 焦点性てんかん（特に側頭葉てんかん）

Carbamazepine，lamotrigine，あるいはlacosamideが代替薬の主な候補になることが多い。

Carbamazepine・lamotrigine：
　　得　精神安定作用あり
　　失　薬疹が出現することあり

Lacosamide：
　　得　薬疹の出現率は低い
　　失　精神安定作用にはエビデンスが充分でない

3. その他（てんかん性脳症など）

できる範囲で表1の薬剤に他の薬剤から切り替える努力を行う。Gabapentinについてはプラスの向精神作用を主張する論文は若干あるが，現時点では本薬剤を精神科的症状が出た場合の代替薬にすることは薬効が不充

分なこともありコンセンサスが得られていない。

Phenobarbital およびベンゾジアゼピンについては次節で別途論ずる。

IV. ベンゾジアゼピンおよび phenobarbital

知的障害やその他の発達障害が背景にある場合，ベンゾジアゼピンが著しい逸脱行為を誘発する場合がある。この場合は，代替薬に変えるのではなく，ベンゾジアゼピンを漸減・中止することが逸脱行為の改善のための手段となる。Clobazam を除いて，通常は，ベンゾジアゼピンは強直間代発作や焦点性の意識減損発作を長期間にわたって抑制する効果には乏しいことが多く，最終的には代替薬を導入しなくても中止できることが多いが，特に1年以上にわたってベンゾジアゼピンが投薬されてきた事例については，中止・減量に際して，強直間代けいれんが一過性ではあるがしばしば誘発され，時には重積状態に至る場合もあるので慎重な準備と周到な家族・本人への説明を要する。

Phenobarbital がベンゾジアゼピンと同様の影響を知的障害がある人に及ぼすかどうかは明確ではない。しかしながら，逸脱行為が激しい事例で phenobarbital を投与されている場合については，減量は試みる価値のある試行錯誤の1つであることは間違いない。

V. 精神症状を誘発する可能性のあるAED

表2に精神症状を呈する可能性が相対的に高い AED を列挙したが，従来のエキスパート・コンセンサスと最近の研究の結果の乖離があるのは，特に phenytoin である。Phenytoin は従来，特に本邦では統合失調症様の発作間欠期精神病が，難治側頭葉てんかんにおいて高用量で用いられる場合に出現することはよく知られており，実臨床でも経験されてきたが[2,3]，最近の報告ではむしろ精神症状が出にくい薬剤としての報告が目立つ[1]。これについては本特集の該当の論文を参照されたい。誘発される症状の典型例を，いらいら・

攻撃性，抑うつ，精神病症状について挙げる。

1. いらいら・攻撃性

　小学校就学前の女児。2件の発達障害を専門とするクリニックに受診し，ADHDとてんかんとの合併と診断されたが，些細なことで一度癇癪を起こすと，1時間前後暴れまわり，ものを投げたり，制止しようとする両親に噛みついたりして大声を上げ続けるため，母親だけでは疲弊して，父親が有給休暇をとって面倒をみているが，ADHD治療薬を投与しても全く癇癪に変化はなく，risperidoneの少量を投与しても癇癪を起こしていない時に活動性が若干落ちるだけで，やはり癇癪そのものには全く無効なため，困り果てて来院された。癇癪は一日に3〜4回。癇癪と癇癪の間も不機嫌でぐずってはいるが，保育所は何とか通っている。発達障害の専門クリニックでは養育の仕方の指導を受けているが，あまりの乱暴ぶりと自分勝手な暴言に我慢ができず，怒鳴りつけてしまうことがしばしばだと報告された。

　よく尋ねると半年前に強直間代発作があり，脳波で全般性の棘徐波が出ていたため，levetiracetamが一日量で500mg処方されていたことが聴取できた。念のため，levetiracetamをvalproateに変更したところ，変更後3日目からこの病的な癇癪は速やかに消失した。

2. 抑うつ

　40代女性。20代から月単位の焦点性意識消失発作と年単位の強直間代発作があり近医脳外科にてvalproateが投与されていた。筆者らの市民公開講座を聞いて来院。Carbamazepineに変更したところ直ちに発作は止まったものの白血球の減少が起こったため，topiramateを50mgから開始し，漸増して200mgまで増量したところ，20年ぶりに発作がない生活となった。ところが，発作が消失して半年ほど経ってから，職場でやる気がなくなり表情が硬くなり，もともと口数が少なかったのが家でもほとんど喋らなくなったのを心配した家人が，近医精神科医に無理やり受診させたところ，SSRIが処方され，いったん奏効して元気になったものの，3ヵ月して再び活気・やる気・物事

への興味関心がなくなり，たまたま定期受診で来院された時に表情がすぐれないため理由を尋ねたところ以上のような経緯を報告され，さらに実行するつもりはないが希死念慮があることもあわせて訴えられた。もともと不眠がちで食欲もあるほうではないため，睡眠状態および食欲については量的な変化は聞き取れなかったが，ここ数週間は栄養のために無理やりご飯を食べているとのことであった。このため，topiramate を lamotrigine に 1 ヵ月かけて変更。変薬と並行して抑うつ状態は改善し，その後10年以上抑うつの再発はなく元気に仕事を続けている。

3. 精神病症状

　40代男性。10代より焦点性の意識消失発作あり。月数回の頻度ではあるが様々の AED に治療抵抗性。他院よりの紹介で受診されるも，病院の受付で地域連携を通しての受診ではないため本日受診できないかもしれないと言われたことに対して激昂。収拾がつかないため警察対応となりかねない状況であった。お話をお聞きしたところ，数年前から電車などに乗ると一斉に乗客が自分の方を振り向くような感覚があり，数人が固まって話していると自分の悪口を言われているようで外出が苦痛で，通勤以外の必要のないときにはカーテンを閉めて家にいるとのことであった。前医にて，SSRI および SNRI は十分量が試され，olanzapine が10mg まで処方されて若干の効果はあったが，人に見られている感覚と悪口を言われている感覚はとれず，職場でもこのため再々トラブルになり，このままでは生活が早晩成り立たなくなると同伴した配偶者は強い懸念を示していた。AED の処方の中に zonisamide が含まれており，これがちょうど数年前から処方されていたことが判明したため，「発作は若干増えるかもしれないが，精神症状の治療を優先していいですか」と尋ねてこれを中止したところ，2ヵ月ほどで注察念慮および関係念慮は消失した。発作の回数は不変であった。なお，この患者についてはすでにcarbamazepine は投与されていた。

　以上は，AED によると考えられる精神症状の典型例である。こうした事例

表3 アップ系・ダウン系AED

	アップ・ダウン	精神病症状誘発性	脱抑制
LTG	↑↑↑		
LEV	↑	+	
LCM*			
CBZ			
VPA			
GPT			
PHT*	↓	+++	
ZNS	↓	+++	
TPM	↓	+++	
PMP*	↓	+	++
PB	↓↓	+	++
BDZs	↓↓		+++

LTG：lamotrigine，LEV：levetiracetam，LCM：lacos-amide，CBZ：carbamazepine，VPA：valproate，GPT：gabapentin，PHT：phenytoin，ZNS：zonisamide，TPM：topiramate，PMP：perampanel，PB：phenobar-bital，BDZs：benzodiazepines
*新たな薬剤で今後変更の可能性があるか，古い薬剤で使用頻度が減り新旧の見解が矛盾している。

においては，しばしば抗うつ薬や抗精神病薬は単独では奏効せず，AEDの変更があって初めて精神症状は改善することが多い。てんかん性不機嫌症においても，AEDの変更は劇的な効果ではなくとも，粘着性や爆発性は相当程度軽減され，患者家族のみならず，診察者にとっても大きなストレスの軽減となることが多い。てんかん性不機嫌症は相対的に自我親和的な症状であり，患者本人は自身の粘着性や爆発性について苦痛を訴えず周囲の人が苦痛を訴える傾向がある。

Ⅵ．アップ系・ダウン系AEDと精神症状

表3にAEDが相対的にアップ系かダウン系かという印象を提示した。この表についてはこう考えると全体の見通しがしやすいという臨床的な感想を表にしたものであってエビデンスがあるわけではないのでご留意されたい。てんかん外科手術後の精神症状について全く注目されていなかった頃に，重

要な論文を発表した Stevens が一時期提唱していた AED 陰陽説と同じよう
な趣旨の表と考えておいていただくとよいかと思う[4]。

　新規抗てんかん薬は相対的に中枢神経系への全般的な抑制効果は少なくな
るように設計されてきているとはいうものの，多くの AED は，一般的には
鎮静系であって，ダウン系に働く傾向がある。また一般論からいうのであれ
ば，脳の機能が背景疾患などにより低下していないのであれば，活動性のて
んかんが十年以上続いている場合に，こうしたダウン系の薬剤が精神症状を
引き起こすというパターンが典型である（ただしベンゾジアゼピン系の脱抑
制は例外）。大きな例外は，lamotrigine と levetiracetam であって，lamotrigine
は，明確にアップ系なために多くの場合は精神科的にはプラスに働くが，稀
にアップし過ぎて問題を起こす事例も報告されている。ただし，この場合，
躁転という形をとることはほとんど観察されず，性的な欲求のみが高まった
事例など定型的でない活動性の上昇が報告されている。Levetiracetam の場
合は，わずかにアップ系と考えると，病初期でも精神症状が出現することが
あること，双極 II 型障害に似た活動性の高い不機嫌状態が出現することを理
解するには都合がよい印象である。

文　　献

1) Chen, B., Choi, H., Hirsch, L.J. et al. : Psychiatric and behavioral side effects of antiepileptic drugs in adults with epilepsy. Epilepsy Behav., 76 ; 24-31, 2017.
2) 兼本浩祐 : てんかん学ハンドブック（第 4 版）. 医学書院, 東京, 2018.
3) Mula, M., Schmitz, B. and Sander, J.W. : The pharmacological treatment of depression in adults with epilepsy. Expert Opin. Pharmacother., 9 ; 3159-3168, 2008.
4) Stevens, J.R. : Clozapine : The Yin and Yang of seizures and psychosis. Biol. Psychiatry, 37 ; 425-426, 1995.

てんかんにおける抑うつ状態に抗うつ剤は有効か

――一つの小さな clinical question から EBM について考える――

　抄録：てんかんにおける抑うつ状態に抗うつ剤は有効かという clinical question
を系統的レビューに準じて総括を行い，6編の一次資料が存在することを確認した。
この6編の内，1編の無作為化比較試験（RCT）ではプラセボに対する有意な差が
認められてはおらず，残りの5編は投薬前後の改善の有無を確認したオープン・ト
ライアルであり，結論としては抗うつ剤の有効性はこのサブグループにおいては低
いエビデンスレベルしかなかった。他方で，統計に基づく推論は，群の均一性を前
提としていることから，臨床現場において EBM を適応する場合には，面前の症例
が，前提とされた群の均一性とどのようにずれているかという個別性への目配りが
必須であり，この異種性と均一性の間の緊張関係を常に意識することが臨床判断の
要諦の1つであることを強調した。

　Key words: *systematic review, epilepsy, depressive state, antidepressant*

I. は じ め に

　エビデンスに基づく医学とは，無作為化比較試験（RCT）を統計的に集積
したメタ解析を頂点とし，系統的レビュー，個々の RCT，比較研究，追跡研
究と次第に証言価値を減らし，症例報告を最も証言価値の低いデータである
とみなす科学思想であり，現代の医学をますます席巻している価値意識であ
る。この科学思想が，現代の医学において重要かつ有用な参照枠であること，
しかしエビデンスに基づく医学という考えは，客観的な真理（そういうもの

40　第2部　リエゾン場面において必要とされるてんかんの知識

がもしあるとすればであるが）についての唯一で最終的な決断を医師になり
代わって下してくれる絶対的な評価方法ではなく，あくまでも数ある参照枠
の内の有力な1つであることを，本稿ではてんかんにおける抑うつ状態に抗
うつ剤は有効かという clinical question を題材として考えてみたい。今回の
検 討 は，Kanemoto, K., et al. : Curr. Pharm. Des., 2012.［Epub ahead of
print］[5]で用いたデータを援用している。

Ⅱ．系統的レビュー

　メタ解析という方法は，そもそも一定数以上の RCT が存在していない場
合には，可能ではない。メタ解析を行う前提としては，いわゆる系統的レビ
ューを行う必要があるが，系統的レビューの結果，RCT が十分に存在してい
なければ，系統的レビューより先に進むことはできない。厳密な系統的レビ
ューというわけではないが，PubMed で，epilepsy, antidepressant, efficacy で
検索を行うと，129文献がヒットする。この中で実際にてんかんを持つ患者に
おける抑うつ状態に対する薬物療法を取り扱っている文献は19件であった。
この19件の内訳は総説が12編，lamotrigine 関連の論文が4編，抗うつ剤の臨
床効果を実際に一次資料を集積して比較研究した論文が3編であった。12編
の総説と3編の比較研究に引用された文献の内，同様の抗うつ剤の効果につ
いての一次資料に基づく論文が，他に3件あり，合計して一次資料に基づく
比較研究は6件であり，小規模 RCT がこの内，1件あった（表1）。
　こうした文献の収集のみからでもいくつかのことは判明する。すなわち，
てんかん患者における抗うつ剤の有効性についてメタ解析を行うことは実質
的には意味がないこと，さらにてんかんにおける抗うつ効果というトピック
を設定すると，抗うつ剤と少なくとも同様の頻度で lamotrigine の論文が検
索されること，総説は19編もあるが，いずれも基礎としているデータは元を
辿れば6編の比較研究の論文につきあたることなどである。

てんかんにおける抑うつ状態に抗うつ剤は有効か　*41*

表1　てんかん患者における抑うつ状態に対する抗うつ剤の有効性（文献5より引用）

著者（発行年）	研究デザイン	対象	薬剤	評価法（エンドポイント）	有効性
Robertson (1985)[8]	RCT	HAM–D>15 n=39	Amitriptyline, Nomifensine, プラセボ	HAM–D（6週）	有意差なし
Kanner (2000)[6]	オープン 対称群なし	主に焦点性てんかん n=97（大うつ病 28, DLDE 69)	Sertraline	主観的印象	54%反応 あり
Hovorka (2000)[2]	オープン 対称群なし	HAM–D>15 20歳以上，n=43	Citalopram	HAM–D（4週，8週）	改善
Kühn (2003)[7]	オープン 対称群なし	HAM–D>15 19歳以上，側頭葉 てんかん，n=75	Mirtazapine, Citalopram, Reboxetine	HAM–D（4週，20～30週）	改善
Specchio (2004)[9]	オープン 対称群なし	MADRS≧20 主に成人，焦点性 てんかん，n=45	Citalopram	MADRS（2ヵ月，4ヵ月）	改善
Thomé-Souza (2007)[10]	オープン 対称群なし	4歳以上18歳以下 n=36	Sertraline, 次いで fluoxetine	主観的印象	97%反応 あり

DLDE : dysthymic–like disorder of epilepsy, MADRS : Montgomery–Asberg Depression Rating Scale, HAM–D : Hamilton Depression Scale

Ⅲ．一次データを取り扱った 6 論文のレビュー

　繰り返しになるが，実際に自験例を用いてデータを取っててんかん患者における抑うつ状態に抗うつ剤が効いたかどうかを調べているのは表1に挙げた6論文のみであり，他の論文はこの一次データからの推論ないしは一次データからの推論と自身の経験に基づく推論，あるいは一次データからの推論によって組み立てられた二次的な総説をさらに引用した総論である。さらにこの6論文の内，RCTの論文を除くと，研究デザインは比較対象を用いた検討ではなく，ある患者が投薬の前後でその抑うつ状態が改善したかどうかを調査したものであった。さらにこの5論文の内，2論文では有効性の判定は

何らかの評価尺度ではなく，著者の全体的な印象によってなされている。

興味深いのは唯一のRCTであるRobertsonとTrimbleの1985年の論文が，プラセボと抗うつ剤との間の効果において有意差を認めていないことである。RobertsonとTrimbleは，抑うつ状態を呈するてんかん患者を3群に分け，それぞれプラセボ，nomifensine（ノルアドレナリンとドパミンの再取り込み阻害剤），amitriptylineに十数例程度を割り付けて比較検討を行っている。抄録のみを読むとnomifensine群もamitriptyline群も投薬後，ハミルトンうつ病評価尺度（HAM-D）で抑うつ尺度が低下したと記載されており，これ以降の5論文と一致した内容になっているが，論文の本文を読むとプラセボ群においても同様に抑うつ尺度の点数の低下が示されており，抗うつ剤を投薬した他の2群との間に有意差はなく，素点にすら差はない。症例数が少ないので無論，RCTと言っても決定的な証言力があるわけではないことは言うまでもないが，この結果は，他の5論文で示されている抗うつ剤の効果の信憑性に大きな疑問符を付きつける結果であることは間違いない。

RobertsonΓtrimble論文はなぜその後誤読されているのか。てんかんにおける抑うつ状態の抗うつ剤による治療を総説した少なからぬ論文において，1985年のRCTは，抗うつ剤の有効性を示唆したデータの1つとして引用されている。この誤読の原因は，抄録を読むと比較的容易に推察される。抄録では，「42人の抑うつ状態を伴ったてんかん患者を対象として，nomifensine，amitriptyline，プラセボの3群の治験が行われ，25mgから投薬が開始され，有効でない症例では6週目までに50mgまで増量された。投薬前，投薬後6週目，12週目で比較が行われ，6週目ではすべての患者で抑うつ尺度の低下が認められ，12週目ではnomifensineの有効性がamitriptylineを上回った」とされている。もともとこの治験の目的が，2つの抗うつ剤のてんかん患者に対する有効性を比較する目的で行われているため，当然のことであるが，プラセボとの比較は大きくは取り上げられていない。そのため，注意せずに抄録を読むと，2つの抗うつ剤のいずれもが有効性を示し，一方が他方よりもさらに有効性が大きかったとも読めるような書き方となっている。しかし，実際にデータをみると，プラセボとの比較で明らかな有効性の差があるわけ

ではなく，したがって，どこまでが本当に抗うつ剤の有効性なのかがわからないデータであることがわかる。

　他方で，これらの6編の論文だけでも300人以上のてんかんとして治療されている患者が抗うつ剤を投薬されており，明らかな発作の悪化をきたした患者は報告されていないことから，てんかん患者への抗うつ剤の投薬が少なくとも著しい危険を伴う処方ではなさそうだということも推定される。

Ⅳ．系統的レビューとは何か

　以上のごく簡単な準系統的レビューを行ったわけであるが，系統的レビューとは要するにできるだけ漏れなく一定の基準に従ってすべての一次資料を公平に収集し，それを一定の基準に沿って分類し読み込むという作業であり，メタ解析よりも数学的加工がない分，何が行われているかはEBMの専門家でなくともごく明瞭である。てんかんの抑うつ状態に対する抗うつ剤の効果については，多くの総説ではあたかも有効であるのは当然であるかのような議論がなされているが，一次資料となる論文をある程度悉皆的に集めて解析すると，唯一のRCTではプラセボとの間に有意差はなく（傾向もなく），残り5つの比較試験は対象症例との比較ではなく，投薬の前後における改善であり，1985年に行われたRCTでは，プラセボでも投薬群と同様の改善が観察されているという状況が判明する。このことから考えると新たな治験が行われない限り，この群における抗うつ剤の有効性があるとの結論は，説得力に乏しいことは明白である。したがって，てんかんの抑うつ状態に対する抗うつ剤の効果に関しては，EBMの手法は極めて有用であり，文献の悉皆的な収集と分析は手間はかかるが十分意味のある作業であるという主張も頷ける（もっともこうした論文の悉皆的収集は，論文作成前の手順としてはことさらEBMの思想を持ち出すまでもなく従来より行われてきていたことを組織的に明文化したにすぎないといえばそうであるが）。

V．EBM 思想に基づく結論のバイアス

　それでは，こうした EBM 的思考過程によって生み出された結論は，客観的真実に一番近いと考えるべき類の事柄なのだろうか。すでに以前指摘したことであるが，EBM 思想に基づく結論がしばしばこうした錯覚を生むのは，EBM という考えが，あくまで群の均一性を前提としていることを忘却してしまうことと不可分の関係にある。言うまでもなく，群の均一性については予め数学的な手法でそれを担保する手立ても講じられているが，うつのような物理的指標に欠ける対象に対してはその手法で均一性がどの程度担保されているかどうかは身体医学的な clinical question に対する場合よりもさらに厳重な配慮を要することは言うまでもあるまい。

　てんかんにおける抑うつに対する抗うつ剤の有効性についての我々の大まかな準系統的レビューによって明らかになったのは，現時点においてはその効果は十分に検証されたものではなく，プラセボ効果以上の効果があるかどうかは不明であるが，安全性については少なくとも通常のうつ病の患者に使用するのと比べて大きな差はなさそうだということであった。この結果から導き出せる結論としては，少なくともてんかんに伴って抑うつ状態にあると評価された場合，抗うつ剤を自動的に投薬することが推奨される状況にはないということである。しかし，それでは抗うつ剤の投薬は別個の RCT が行われるまではこのサブグループの抑うつ状態については押しなべて投薬すべきでないと言えるのだろうか。

VI．てんかんに並存する抑うつ状態の異種性

　図1に提示したようにてんかんに併存する抑うつ状態は，発作との関係によって発作前抑うつ，発作時抑うつ，発作後抑うつ，発作間歇期抑うつの4つに分けられる[4]。図1の A の発作前抑うつとは，数時間から稀には数日，発作に前駆して気分の変調が出現する状態で，緊張の高まりや過覚醒，いらい

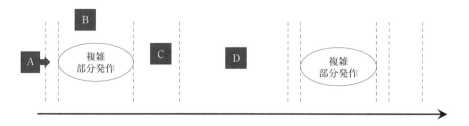

図1　てんかんにおける抑うつ状態の異種性（文献5より引用）
A：発作前抑うつ "Pre-ictal or prodromal depression"，B：発作時抑うつ "Ictal depression"，C：発作後抑うつ "Postictal depression"，D：発作間歇期抑うつ "Interictal depression"，点線から点線までが当該の区分．

ら感などが典型的な訴えであるが，時に抑うつが主な訴えとなることもある．こうした気分の変調は前駆症状 "prodrome" と呼ばれており，発作そのものの症状である前兆 "aura" とは病態生理学的には全く異なるものである[1,5]．Bの発作時抑うつとは，対照的に前兆体験そのものである．前兆を訴えた自験例516人中で明確に抑うつを訴えたのはわずかに0.8％であり，稀な事象であると言えるが[3]，不安・気分の変動という形で捉えると9.1％とその比率は跳ね上がり，抑うつと不安の境が明瞭ではない訴えも散見されることから実際の頻度はもっと高い可能性がある．Cの発作後抑うつは，前2者と比べると頻度・持続時間ともにより大きく，持続時間が数時間から1週間以上に及ぶこともあり，自殺などを含め深刻な問題を引き起こすことがある[7,8]．Dの発作間歇期抑うつは，最も頻度が高く，活動性のてんかんでは3割弱の人に出現するとされるが，DSM-Ⅳで診断すると症状ベースではディスチミアに似た病像を呈する人がその7割を占めるとの報告もある．しかし，実際には間歇的に消長するため，DSM-Ⅳの診断基準に厳密に当てはまる症例は少数である[8]．

　内実をみれば，発作前抑うつや発作時抑うつが抗うつ剤の治療対象とならないことは明らかであり，さらに頻度も低いことから，てんかんにおける抑うつ状態に対する抗うつ剤の治験において異種性の問題に影響を与えている可能性は低いと思われる．他方で，発作後抑うつは頻度も高く，特発性のう

つ病とは異なったメカニズムで生じている可能性が十分に予想されることから，異種性に寄与している可能性は高い。また，これまでの研究の主要な対象を構成していると考えられる発作間歇期抑うつについては，その何割かでDSM-Ⅳの大うつ病の基準に当てはまるような症例はあるが，上記したように多くはむしろディスチミアに似ており，さらに間歇的な消長からディスチミアの定義にも厳密には当てはまらない。

こうした背景を考えるならば，てんかんに伴う抑うつ状態の中で大うつ病の基準を満たすような症例だけを抽出して調査すれば，そうした症例に関しては抗うつ剤の効果はあるかもしれないという推察も当然否定することはできない。しかしそもそも条件設定をこのように厳密にして均一性を担保しようとすればするほど症例数は必然的に減るわけであり，すでにてんかんにおける抑うつ状態という特殊な状況を取り上げているために実際には実現の難しい治験となる可能性が高い。

Ⅶ. 均一性と個別性の間の緊張関係

メタ解析の結果が，対象症例の均一性を必須の条件としていることを考えると，メタ解析の結果を正しく理解するためには，その前段階としての系統的レビューの知識は必要不可欠の前提であると言って良い。系統的レビューにおいては，均一性を獲得するためにどのような操作がなされ，実際にどのような論文が存在していて，個々の症例に現実にアクセスした一次資料が何編あり，その一次資料はどのようなデザインで資料として成立しているかが検討される。そうであるから，今度は逆方向にこの均一化された数値としての資料から，個々の症例へと遡行し，個々の個別性を踏まえた上で，収集された一次資料全体を常識的に眺めることが可能であり，その場合，どのようなことが現在確からしいかのオリエンテーションを得ることができるのである（ここで言う常識的というのは，科学哲学における，IBE "inference to the best explanation" という意味であり，一番単純に物事を説明する仮説を最も良い仮説として採用する原理である）。

たとえば，ここに2割3分の打率の打者と4割の打率の打者がいたとしよう。どちらを選ぶかと言われれば，自由に選べるのであれば4割打者を選ぶのは当然だろう。しかし，2割3分の打率の打者と2割4分の打率の打者がいたとしたらどうだろうか。個々の打者にはどんな投手が投げるかによって相性があるに違いないから，その場合，打率よりも今チームがどんな投手を打ち込みたいかの方がおそらくは優先されるだろう。つまりは，投手がいつも同じ投手で同じ条件でバッターボックスに立つのならば，2割3分の打者よりも2割4分の打者を選ぶ方が合理的だが，そんな野球の試合はないのであって，投手は毎回異なっており，打率は極めて重要な打者選びのデータの1つではあるが，それだけでどんな打者を打席に送り出すかをベテランの監督が決めるということはありえない。打者が抗うつ剤で，投手が抑うつ状態だとすれば，有効率という打率を横目で見ながら，どんな投手がマウンドに立つか，つまりどんな抑うつ状態かに応じて一番打てそうな打者を送り出すというのが現場の臨床のあり方だろう。

　あらゆる統計的手法の前提となるサンプルの均一性は，常に一つの仮想的なイデアル・ティプス（理想型）なのであって，目の前にある症状が仮想的なイデアル・ティプスが想定している対象とどの点で一致し，どの点がずれているかという視点は少なくとも統計的データの臨床応用には欠かせない視点となろう。均一性と個別性（異種性），メタ解析と症例報告は，臨床現場においては常に一定の緊張感を持って対等に対峙しているのである。

文　　献

1) Blanchet, P. and Frommer, G.P. : Mood change preceding epileptic seizures. J. Nerv. Ment. Dis., 174 ; 471–476, 1986.
2) Hovorka, J., Herman, E. and Nemcová, I. : Treatment of interictal depression with citalopram in patients with epilepsy. Epilepsy Behav., 1 ; 444–447, 2000.
3) 兼本浩祐, 馬屋原健 : 情動発作を呈した47例のてんかん患者の臨床的検討─殊に不安発作の検討を中心として─. 精神医学, 35 ; 929–933, 1993.
4) 兼本浩祐 : 症例報告と meta-analysis─臨床問題解決のためのヒエラルキーは一つだけか? 精神科治療学, 25 ; 31–38, 2010.
5) Kanemoto, K., Tadokoro, Y., Sheldrick, A.J. et al. : Lack of data on depression–like

states and antidepressant pharmacotherapy in patients with epilepsy : Randomised controlled trials are badly needed. Curr. Pharm. Des., 2012. [Epub ahead of print]

6）Kanner, A.M., Kozak, A.M. and Frey, M. : The use of sertraline in patients with epilepsy : is it safe? Epilepsy Behav., 1 ; 100–105, 2000.

7）Kühn, K.U., Quednow, B.B., Thiel, M. et al. : Antidepressant treatment in patients with temporal lobe epilepsy. Epilepsy Behav., 4 ; 674–679, 2003.

8）Robertson, M.M. and Trimble, M.R. : The treatment of depression in patients with epilepsy : a double-blind trial. J. Affect. Disord., 9 ; 127–136, 1985.

9）Specchio, L.M., Iudice, A., Specchio, N. et al. : Citalopram at treatment of depression in patients with epilepsy. Clin. Neuropharmacol., 27 ; 133–136, 2004.

10）Thomé-Souza, M.S., Kuczynski, E. and Valente, K.D. : Sertraline and fluoxetine : safe and effective treatments for children and adolescents with epilepsy and depression. Epilepsy Behav., 10 ; 417–425, 2007.

てんかんにおける不安とその対応

　抄録：てんかんのある人には，抑うつ，不安，精神病性障害，情動不安定など多彩な精神症状を伴うことが知られており，最近では精神症状の併存が，発作以上にてんかん患者の生活の質に強く相関することが明らかになっている。てんかんにおける不安は，非常に多彩な症状や病因があり頻度も高いが，うつなどに比べるとまだ研究は少なく，その病因や発生率については明らかになっていないことも多い。てんかんにおける不安症状とその対応を考える上では，てんかんにおける不安を，発作との関連，治療との関連，そして心理・社会面との関連に分けて考えることが有用である。

Key words: *epilepsy, ictal fear, anxiety, psychosis, depression*

Ⅰ．はじめに

　てんかんでは発作以外にも様々な精神医学的な併存障害が問題となることがあり，てんかんのある人の24〜55％に何らかの精神障害が合併するといわれている[5, 12, 15]。最近では，抑うつや不安といった精神症状が，「てんかんのある人の生活の質」を予測する因子として，発作の頻度や強さと同等か，それ以上に重要であることが明らかにされており[13]，てんかんにおける精神症状について理解しておくことは非常に重要であると考える。

　てんかんに併存する精神障害には，統合失調症様の幻覚妄想を示す精神病，うつ状態，不安状態，心因性非てんかん発作，発達障害など様々なものが挙

表1 てんかんに合併する精神障害の発作との関連に基づく分類(文献15を元に作成)

類型		精神症状
発作活動との関連	強いもの	発作前精神障害 発作時精神障害 発作後精神障害
	弱いもの	発作間欠期精神障害
治療による精神医学的影響		薬剤性精神障害 術後精神障害
てんかんに伴う心理・社会的影響		てんかんであることに伴う 様々な精神障害

げられる。本稿では,これまであまり中心的に論じられてこなかった,「てんかんにおける不安」に着目し,特に精神科医にとって重要である,不安発作"ictal fear"を中心に,それぞれの特徴と対応について,症例を交えて述べていきたい。

Ⅱ. てんかんにおける不安

てんかんのある人の不安に関する研究は,うつに比べると少なく,いくつかの報告から出現率は15〜25％といわれる[4,6]。その病因や症状には様々なものがあり,臨床においては,てんかんに併存する精神症状を3つの軸で考えることが重要となる[10](表1)。1つはてんかん発作との関連(関連が強いもの,弱いもの)であり,もう1つは治療との関連,そして心理・社会面との関連である。ここではてんかんにおける不安を,この3軸に分けて考え,それぞれ臨床的重要度の高いものを中心に論じていく。

1. 発作活動と直接の関連が強いもの

てんかん発作と関連する発作周辺期の精神症状は,時間的関係から発作前,発作時,発作後に分けられるが(表2),この中でてんかんにおける不安として,臨床的に特に重要なのは,発作時の不安症状"ictal fear"である。"ictal fear"は,側頭葉てんかん(temporal lobe epilepsy:TLE)に伴って出現す

表2　発作周辺期の不安症状（文献15の p.39，Table 3 より引用，一部改変）

時期	不安症状	疫学的特徴	特徴	経過
発作前	不快気分 神経過敏	不明な点が多い	発作とともに終焉し，精神科的治療の対象とはなりにくい	発作の数時間〜数日前
発作時	不安，恐怖	通常TLEによる	発作そのものが症状	数秒〜数分
発作後	精神病に伴う不安	TLE に多い	躁的な攻撃性とともに，神秘性を帯びた幻覚妄想状態	発作後数時間〜数日間
	うつ状態に伴う不安	TLE に多い	不快気分，失感症など	24時間以内

TLE：temporal lobe epilepsy（側頭葉てんかん）

る不安発作として知られており，パニック障害や不安障害との鑑別において重要になる。

1）発作時の不安発作 "ictal fear"

【症例】 30歳台の女性（本人・家族より症例提示の同意を得ており，さらに特定できないよう一部改変）

X−12年，第1子の出産時，脳血栓症を発症。分娩台の上で意識をなくし，数日後意識が戻った後に子どもは吸引分娩で無事出産したと説明された。退院後，恐怖感が突然襲ってくる感覚が続くようになり，当初は生死をさまよったショックによるものだと思っていた。しかしその後も同様の症状は続き，「説明のできない恐怖感，不安感」「自分を外から眺めている感じ」「恐怖感が襲ってきたとき，夢で見たことがあるような懐かしい感じがする」「苦しい感覚」「全身に鳥肌が立つ」「後頭部が熱くなる」「記憶がないことがある」など多彩な症状が日に十数回出現すると訴え，心療内科を受診。離人症を伴うパニック障害と診断され，選択的セロトニン再取り込み阻害薬（SSRI）や抗不安薬などを処方されるも効果はなかった。その後も数年間同様の症状が続き，その間てんかんの可能性も疑われ2回神経内科を受診するも，症状の多彩さからてんかんであるかどうかは判断できないとされ，X 年に当科受診となった。

本人の訴えを詳細に聞くと，発作の訴えは，①「恐怖感，不安感」などの"ictal fear"，②「夢で見たことがあるような懐かしい感じがする」などの既

52　第2部　リエゾン場面において必要とされるてんかんの知識

表3　症例の訴えとてんかん発作症状

訴え	てんかん発作	時期
「恐怖感」「不安感」	ictal fear	
「夢で見たことがあるような懐かしい感じがする」	既知感	発作時
「自分を外から眺めている感じ」	体外離脱体験	
「苦しい感覚」「全身に鳥肌が立つ」「後頭部が熱くなる」	身体異常感覚	発作後症状，余韻
「記憶がないことがある」	意識消失発作	発作時

知感，③「自分を外から眺めている感じ」などの体外離脱体験，④「全身に
鳥肌が立つ」「後頭部が熱くなる」などの身体異常感覚に分けることができ，
このうち①〜③はてんかん発作の前兆体験であり，④は発作後の症状，余韻
であると考えられた（表3）。家族に詳細に問診を行うと，一点凝視や口部自
動症などの意識消失発作が月に5回ほど，また睡眠中の大発作も月に1回ほ
ど認めていることがわかり，「記憶がないことがある」という本人の訴えは，
てんかん発作によるものであると考えられた。"ictal fear"から既知感に至る
前兆が日に何度かあり，またその後10分から長い時は1日続くような身体異
常感覚が存在しており，時には，前兆体験の多さに，心因性に反応している
症状もあることが，症状の訴えを多彩なものにしていたと考えられた。

　頭部MRIにて出産時の侵襲によるものと思われる右海馬・扁桃核の萎縮所
見，脳波にて右側頭部に繰り返し棘波の出現を認め，不安体験はてんかん性
の前兆と診断。Lacosamideを開始し400mg/日まで増量すると発作は消失し，
不安・恐怖感の訴えも聞かれなくなった。

　2）"ictal fear"の臨床的特徴

　本症例は，12年間にわたってictal fearをパニック発作として扱われ，てん
かん性の意識消失発作や二次性全般化発作が存在していたにもかかわらず，
その多彩な訴えに覆われる形で発作が見逃され，てんかんと診断されていな
かった症例である。"ictal fear"は突然場にそぐわない対象のない恐怖感を感
じる発作であり，TLEで出現する前兆の中では上部不快感，既知感に次いで
頻度の高い前兆であり，およそ3％のてんかん患者に認められると報告され
ている[14]。しかし精神科を専攻するてんかん専門医以外には意外に知られて

おらず，この症例のように，心因的な不安発作やパニック発作と誤診されることがある[7]。"ictal fear" とパニック発作の鑑別において重要なのは発作内容の詳細な聴取であり[8]，パニック発作が動悸や窒息感などの身体症状を伴い，このまま心臓が止まってあるいは窒息して死んでしまうのではないかといった不安が典型的であるのに対し，"ictal fear" は実体的意識性に代表されるような，環界が脅威に満ちた雰囲気を帯びる体験，広い意味では妄想気分に近い不安恐怖体験であるといわれる。加藤ら[8]は，パニック障害と "ictal fear" を比較し，鑑別点として発症年齢，予期不安の有無，広場恐怖の有無，実体的意識性の有無，発作持続時間などを挙げている。今回提示した症例でも，詳細な問診により，発作内容がパニック発作と異なること，持続時間が数秒〜数分と短いこと，さらに既知感や対外離脱体験などのその他のてんかん性の前兆が確認できたことなどから，鑑別のためには，詳細な問診が重要であることを例示している。

3）"ictal fear" の解剖学的特徴と治療

"ictal fear" は，局在論的には海馬よりも扁桃体と関連しているといわれている。扁桃体は，恐怖・悲しみ・怒りなどの情動的刺激の処理に関して中心的な役割を演じていると考えられており，てんかん発作活動が扁桃体を巻き込み，扁桃体の過活動が起こることが "ictal fear" の発現に関与するのではといわれている[2]。一方でパニック障害の生物学的基盤については，中脳の青斑核の活動性亢進を指摘したものから，扁桃体の病理を軸として "ictal fear" と結びつけようという仮説も存在しているが，現在まで結論は出ていない。治療的な面からは，両者を区別して考えることが重要であると考える。

治療は，"ictal fear" に対してはSSRIや抗不安薬の効果は期待できず，TLE治療として，Naチャネルブロッカーが第一選択薬となる。薬剤抵抗性てんかんの場合，病側の海馬・扁桃核の切除によって治癒する場合もあるが，意識消失発作が消失しても "ictal fear" のみは残存する場合もある。

2．発作活動と直接の関連が弱いもの

発作と直接関連しない，発作間欠期の不安障害がここに含まれる。その他

にも発作間欠期の精神障害，特に気分障害に伴い不安症状が出現することがあり注意が必要である。病因としては，不安障害や気分障害の単なる合併と考えられるものと，最近では，てんかんと精神症状に共通の基盤となる脳の構造異常が推定されるものも指摘されている。ここでは一般的な病像と違って見えることのある，てんかんにおける気分障害，そしてそれに伴う不安症状について詳しく述べたい。

1）気分障害に伴う不安症状

てんかんにおける気分障害は一般的なうつ病とはかなり病像が異なって見えることがある。気分障害は，てんかんのある人の20～30％に合併するといわれ，最も頻度の高い精神科的合併症であるといわれるが，てんかん（特にTLE）に伴う抑うつは DSM で定義されるうつ病とは異なる特徴があり，Kraepelin が「周期性不機嫌」と記述した感情症状を，Blumer らが interictal dysphoric disorder（IDD）という概念にまとめている[1]。IDD は，多発性の感情・身体表現性障害であり，Blumer らは①抑うつ気分，②突発的な易刺激性，③不安，④無気力，⑤恐怖，⑥頭痛などの痛み，⑦不眠，⑧多幸気分の8つの症状を挙げ，これらのうち3つ以上を認める場合を IDD としている。表現型としては不機嫌や易刺激性が目立つといわれるが，情動症状として不安や恐怖が出現することがあり，てんかんにおける不安症状の1つとして覚えておく必要がある。またこのように一般的なうつ病とかなり異なる病像のため，うつ状態が見逃され経過が長引くことにより，てんかん特有のパーソナリティ傾向が際立ってくることがある。このような場合単なる性格の問題などとされ治療に結び付いていないことがあり，その存在を見落とさないことが重要である。

2）不安障害や気分障害が併存した場合の治療

治療としては，一般的な不安障害や気分障害の合併と同様，SSRI などの抗うつ薬や抗不安薬などの内服治療が一定程度の有効性を示すが，後で触れるように，抗てんかん薬の影響を考慮することが優先される場合もある。抗うつ薬を選択する際には，maprotiline などの発作閾値を下げるものや，fluvoxamine などの薬物代謝酵素阻害作用のあるもの，paroxetine などの酵素誘導

作用のあるものは抗てんかん薬の血中濃度に影響することがあり，使用には注意が必要である。

3. 治療による精神医学的影響

いくつかの抗てんかん薬は，副作用として精神症状の出現に関与していることが知られている[3,11]。Phenobarbital や phenytoin といった従来の抗てんかん薬が精神症状を誘発することは古くから知られているが，近年では副作用が少ないとされ広く普及してきた新規の抗てんかん薬の一部も，精神症状を惹起あるいは悪化させる場合があることがわかってきている。抗てんかん薬のネガティブな精神面への作用としては，精神病症状，抑うつ，易刺激性，攻撃性などが挙げられ，これまでに様々な報告がある[10]。特に levetiracetam による攻撃性，情動不安定，不安や，perampanel や topiramate による抑うつ，易刺激性，zonisamide による抑うつ，攻撃性などが多いといわれており，これらが臨床的に不安症状として出現する可能性も考慮しておく必要がある。

対応としては，薬剤性かどうか明らかでない場合でも，高リスクな抗てんかん薬の減量や変更がしばしば臨床的に有用である。また抗てんかん薬関連の精神的副作用の危険因子として，精神疾患の既往，精神疾患の家族歴，知的障害などが挙げられ[9]，このような症例では精神症状惹起リスクの高い抗てんかん薬の使用はなるべく避け，低リスク（lamotrigine, valproate, carbamazepine など）の薬剤の使用が望ましい。

4. 心理・社会面

てんかんであるということは，様々な心理的変化をもたらす。てんかんに対する社会での差別・偏見，様々な生活上の制限，発作への不安，服薬の負担，職業選択や結婚に対する不安など，様々な要因から，精神面に大きく影響することがある。このような，心理・社会的要因は周囲には理解されていないことも多く，治療に際しては十分に配慮する必要があり，場合によっては環境や生活の調整といった心理・社会的な支援も重要となる。

Ⅲ. ま と め

　てんかんにおける不安は，その病因や症状も含めて非常に多彩であり頻度も高いが，うつに比べると研究も少なく，その発生率や病因については明らかになっていないことも多い。てんかんに併存する不安症状を見た時には，他の精神疾患と同様に，てんかん発作との関連，薬剤との関連，心理・社会面との関連に分けて考えることが有用である。特に，鑑別において問題となることがある，"ictal fear"については，その存在と特徴について知っておくことは精神科医にとって重要であると考える。現在のてんかん診療は，発作だけでなく，心理・社会的なケアやリカバリーを重視する方向に進んでおり，今後もてんかんにおける精神科医の役割は大きいのではないだろうか。

　COI：なし。

文　　献

1) Blumer, D., Montouris, G. and Davies, K. : The interictal dysphoric disorder : recognition, pathogenesis, and treatment of the major psychiatric disorder of epilepsy. Epilepsy Behav., 5 ; 826-840, 2004.
2) Cendes, F., Andermann, F., Gloor, P. et al. : Relationship between atrophy of the amygdala and ictal fear in temporal lobe epilepsy. Brain, 117 ; 739-746, 1994.
3) Chen, B., Choi, H., Hirsch, L.J. et al. : Psychiatric and behavioral side effects of antiepileptic drugs in adults with epilepsy. Epilepsy Behav., 76 ; 24-31, 2017.
4) Clancy, M.J., Clarke, M.C., Connor, D.J. et al. : The prevalence of psychosis in epilepsy : A systematic review and meta-analysis. BMC Psychiatry, 14 ; 75-83, 2014.
5) Hesdorffer, D.C. and Krishnamoorthy, E.S. : Neuropsychiatric disorders in epilepsy : Epidemiology and classification. In : (eds.), Trimble, M. and Schmitz, B. The Neuropsychiatry of Epilepsy, 2nd ed., Cambridge University Press, Cambridge, p.3-13, 2011.
6) Jones, R., Rickards, H. and Cavanna, E.A. : The prevalence of psychiatric disorders in epilepsy : A critical review of the evidence. Funct. Neurol., 25 ; 191-194, 2010.
7) 兼本浩祐, 大島智弘, 田所ゆかり：パニック発作との鑑別診断としての"ictal fear"—脳病理と精神病理の架け橋としてのその意義—. 精神科治療学, 19 ; 991-996, 2004.
8) 加藤悦史, 田所ゆかり, 大島智弘ほか：パニック障害とてんかん性不安発作"ictal

fear" の臨床的相違. 精神医学, 55 ; 121-127, 2014.

9) Mula, M., Trimble, M.R. and Sander, J.W. : Are psychiatric adverse events of antiepileptic drugs a unique entity? A study on topiramate and levetiracetum. Epilepsia, 48 ; 2322-2326, 2007.

10) 西田拓司 : 抗てんかん薬と精神症状. 精神経誌, 121 ; 19-23, 2019.

11) Perucca, P. and Mula, M. : Antiepileptic drug effects on mood and behavior : Morecular targets. Epilepsy Behav., 26 ; 440-449, 2013.

12) Schmitz, B. : Depression and mania in patients with epilepsy. Epilepsia, 46 (Suppl.4) ; 45-49, 2005.

13) Taylor, J., Jacoby, A., Baker, G.A. et al. : Factors predictive of resilience and vulnerability in new-onset epilepsy. Epilepsia, 52 ; 610-618, 2011.

14) Williams, D. : The structure of emotions reflected in epileptics. Brain, 79 ; 29-67, 1956.

15) 山田了士 : てんかんと精神障害—気分障害と精神病性障害を中心に—. 総合病院精神医学, 26 ; 37-47, 2014.

トランジション
―てんかんの場合―

　抄録：てんかん診療において，小児科から成人の診療科へのトランジションは常に大きな問題であり続けてきた。特に本邦においては，精神科から脳神経内科へというてんかんの診療科の交代というもう一つのトランジションが進行中であることも問題を複雑にしている。小児科におけるパターナリズムと精神科的な自己決定の問題から説き起こし，知的障害がある場合とない場合についてそれぞれ論じた。前者については，てんかん性脳症の場合，知的障害を伴う焦点性てんかんの場合，てんかんと知的障害を伴う自閉症スペクトラム障害にさらに分けて論じた。後者の場合には，てんかん診断の下し直しというてんかんに特有の問題に触れ，さらに就労・就学，結婚・妊娠にも触れた。最後に，諸外国においてはトランジション専門の施設の整備が進んでおり，今後，脳神経内科医がてんかんのアダルト・ケアに大きく参入してくる状況になった場合には，本邦においてもそうした中間施設の整備が急務であることを指摘した。

Key words: *transition, epilepsy, paternalism, autism*

は じ め に

　てんかん診療において，小児科から成人の診療科へのトランジションは常に大きな問題であり続けてきた。特に本邦においては，精神科から脳神経内科へというてんかんの診療科の交代というもう一つのトランジションが進行中であることも問題を複雑にしている。いかなる点において，てんかんにお

けるトランジションの困難さがあるのか，本稿では現状を紹介する。以下，子どもへのケアの全体の枠組みをチャイルド・ケア，成人科（脳神経内科，脳外科，精神科）におけるケアの枠組みをアダルト・ケアと呼ぶことにする。

I．小児科的パターナリズムの問題

　基本的には小児には，完全な当事者能力はないというのが，社会的なコンセンサスである。親権によって小児の自己決定権が制限されるのは，小児が十全な責任能力・当事者能力を持っていないという認識を前提としているからである。したがって，小児科においては構造的に，小児の自己決定権は制限を受けており，小児自身を代理して，親権者と小児科医が当該の小児にとって最適だと考える治療法を選択することになる。こうした当事者の最大の利益のために，関係する代理人が本人の決定を代理する行為はパターナリズムと呼ばれている。

　たとえばベビーベッドにはしばしば柵がついているが，柵の中に子どもを入れているというのは，極端にいえば拘禁といえなくはない。しかし，両親が目を離している隙に何か飲み込んではいけないものを飲み込んだり，階段から転げ落ちたり，あるいは窓から転落したりなど，一定の年齢以下の子どもが自分の安全を自分で守れないのは明白であって，一定の拘禁を行わなければ日常生活の中で子どもの安全を守れないのは誰しもが同意するところであろう。予防注射や何らかの外科手術にしても，小児が自ら考えて自己決定できないのは一定の年齢までは避けられず，親権者と小児科主治医が，子どもの最大の利益のために，ベスト・プラクティスは何かを代理して選択するしか選択肢はない。

　しかしながら，親権者は本人ではないということから当然いくつかの問題が出てくることになる。たとえば輸血の問題がある[8]。何らかの緊急の手術が必要な状態が子どもに生じた場合，術中に必要があっても輸血をしない誓約を医師側は求められることがある。成人した患者であって，意思の確認が確実にできる場合であれば，本人の宗教的な意思を尊重せざるをえないが，15

歳未満の小児の場合，親権者の考える子どもの最大の利益と医療側の考える子どもの最大の利益は鋭く対立することになる[9]。たとえば，虐待の場合などは，親権者の考える躾と，社会通念的に考えられる躾の限界が食い違い[6]，代理ミュンヒハウゼン症候群などでは，親権者は自分こそが子どもの利益を最大限に尊重し，そのために身命を投げ打っていると確信しているが[4]，実際の行為は子どもの命を間断なく危険に晒している。子どもの摂食障害などの場合にも同様の問題はもっと判断の難しい形でしばしば起こってくる。時間的余裕のある場合には，制度的手助けを経て，医療ネグレクトなどの申し立てを児童相談所に行い，親権の停止を含めた措置をとることになるが，両親の意思に加えて，子どもが思春期に達している場合には，子どものその時点での意思にも反して，医療的介入が行われる場合もありうる。

　この場合，小児科医は親権の代理者としてふるまうことになるわけであるが，たとえば「エホバの証人」を信仰する家族の小学6年生の子どもが交通事故を起こし，大量の出血をして輸血をしなければほぼ確実に死亡するという状況で，両親の意思に反して輸血をしたとしよう。小学生本人も意識がなくなるまでは，輸血を拒否していたとする。輸血をして手術を行い小学生の命は助かったが，輸血された子どもを自分たちの子どもとしてそのまま育てることはできないと，親戚の家に両親は養子に出してしまった。子どもは結果として輸血の決定をした担当医を深く恨むことになった。両親と鋭く意見が対立する場合，児童相談所に申し立てを行うべきなのは，何が子どもにとっての最大の利益になるのかということが，実際には価値観によって食い違う場合がありうるからであり，児童相談所の決定という機関決定を経ることで，担当医個人ではなく，アノニマスな社会的通念が，その決定を行ったという形式を整えるためである。担当医個人は両親のように子どもと一生をともにし，子どもと継続して深い利害関係を共有していくわけではない。子どもの人生を両親と同じ重みで背負っていくことができない以上，両親の意思に反した決定を重大な局面で下さざるをえない場合には，基本的には社会的通念を代理する機関に決定をゆだねる必要があろう。

　パターナリズムの行使は時としてこうした親権者と主治医との深刻な対立

を生ずることもあるが，大部分の事例においては，両親と同じ目線で子ども
を保護しようとする小児科的な介入方法は，両親を安心させ，好意を持って
受け入れられる。たとえば，どうしても必要な点滴静注があったとして，小
学校6年生の子どもが痛いから嫌だとだだをこねている場合には，おそらく
は子どもが納得するまで担当医や担当ナースは説得を続け，納得が得られな
くても何とか何らかの方法で点滴静注を両親の同意を得て行うであろう。し
かし，30歳の会社員が，自分の父親は点滴した後で急死したから絶対に点滴
だけは受けないと言い張った場合には，まずはがんばってそのような可能性
は低いことを丁寧に説明はするであろうが，家族を含めた本人の承諾書をと
って，点滴を諦めるのが一般的ではないか。子どもから大人にまたがって治
療を要する慢性疾患において，小児科から成人科への移行に際しては，守ら
れている小児科から，突き放される精神科という感覚を家族が抱くことが少
なからずあり，不満が生ずることもある。以下，この問題を含め，3つの具
体的な問題が生ずる場面を，知的障害のある場合とない場合に分けて検討す
る。

Ⅱ．知的障害がある場合

　知的障害がある場合，基本的な枠組みは，アダルト・ケアに移行しても，
チャイルド・ケアと同じである。基本的には，患者本人の当事者能力が十分
ではなく，医療的介入を含む様々な場面における自己決定にサポートを要す
るからである。しかしながら，就労の問題，両親の加齢の問題，逸脱行為（特
に暴力）が養育者の限界を超えてしまう問題など，チャイルド・ケアではな
かった問題が新たに出現してくるため，小児科でそのまま抱えていくことが
現実的に困難になる場合もある。

1．いわゆるてんかん性脳症の場合
　てんかん性脳症は，2017年の最新のてんかん分類では，全般焦点混合てん
かんと呼ばれているが，細かなことを言うと，乳児ミオクロニーてんかん，

ミオクロニー脱力てんかん，ジーボンス症候群など，特発性全般てんかんの仲間でありながら，脳症をきたしうるいくつかの症候群があり，チャイルド・ケアからアダルト・ケアへの移行という社会制度的な問題も含む事柄を検討しようと考える場合，従来のてんかん性脳症（基礎疾患のためではなく，てんかんそのものによって二次的に知的障害が起こる事例を意味する）の枠組みのほうがおさまりが良い[3]。ただし特発性全般てんかんに由来するものでは，知的障害はないかたとえあっても概して知的障害が軽い傾向があり，A型の就労が可能である場合もある。

　例外はあるが，知的障害は多くの場合には中等度から重度であることが多く，そうした場合には，生活介護ないしはB型作業所が通所施設となる。暴力行為よりも，転倒による受傷やてんかん発作重積状態，抗てんかん薬による副作用など，てんかん発作のケアのほうがより問題となる傾向がある。このため，受け入れ可能な入所施設が限られていて，介護者が健在なうちに，受け入れ可能な施設を探し，まずはショートステイなどを繰り返しながら，施設を決めていく必要がある。

　ドラベ症候群などの場合には，アダルト・ケアにおいてはてんかんはかなり軽症化していることが多いものの，骨格の異常や行動面での問題などが見受けられる傾向にあるなど，先行する症候群によってそれぞれに細かな違いもある。

　基礎疾患を持つ者も多く（結節性硬化症によるウェスト症候群からレノックス症候群に移行した事例など），事例によっては他の臓器のケアが必要となることもある。

　総括するとてんかんのケアと身体面での目配りが必要な事例がかなり含まれており，パターナリズム的枠組みで基本的には接せざるをえないことも併せ，小児神経科医がそのままケアを続ける事例も多くみられる。

2．知的障害を伴う焦点性てんかん

　焦点性てんかんにおいて，知的障害の併存は基本的には偶発的であるといえる。多くの場合，てんかんの原因となる基礎疾患の種類と程度が知的障害

の程度を決めるのであって，てんかん性脳症の場合のように知的障害の併発は規則的というわけではなく，軽度の知的障害のほうが事例の数としては多い。事例数としては，本稿Ⅱ - 1のてんかん性脳症よりも数が多く，就労の問題であったり，さらには結婚・出産が問題となる事例も多く，知的障害があることに気づかれずそれに対する配慮が行われていない事例も少なからずある。

てんかん性脳症の場合と違い，てんかんそのものに対する治療は，ナトリウムチャンネル遮断剤を中心に行えばよく，配慮すべきはむしろ精神症状であることから，精神科医の引き継ぎが行いやすい病態ではある。また，知的障害の度合いが軽い場合には，後述の本稿Ⅲの知的障害がない場合と同様，パターナリズムから自己決定への切り替えが必要となる。

ただし，海馬硬化を伴う側頭葉てんかんについては，知的障害を伴っている場合には，病巣も海馬を超えて広いことが多く，早晩，精神症状も出現する可能性があり，さらにてんかん発作に対する手術成績はてんかんが難治の場合には，薬物治療の何倍も大きな予後の改善が期待できるので，心理社会的介入を行う前に，必ず一度はてんかん専門の脳外科にコンサルトをすべきである。

3. てんかんと知的障害を伴う自閉症スペクトラム障害

知的障害を伴う重度の自閉症スペクトラム障害では，てんかんの併発が3〜4割で認められ，特に思春期になって新たに発症する場合には，側頭葉てんかんの形を取ることが多い[2]。一部の事例では予期しない突発的な暴力行為で，家庭での生活の継続が困難になる場合もあるが，現時点では，系統的にこうした事例の受け入れが可能な施設は存在しない。

暴力行為が大きな問題となっている場合には，いうまでもなく小児科病棟での受け入れは困難である一方で，抗精神病薬を含めた鎮静系の薬剤の効果は限定的で精神科での入院は出口戦略を描けないことも少なからずあり，どう処遇するかがしばしば困難となる。1つ1つの事例について試行錯誤をしていくしかないが，幸いなことには，自閉症スペクトラム障害とてんかんを

伴う少なからぬ事例では，てんかんも行動障害も，それほど大きな問題とならない程度にとどまる。

　てんかん発作の抑制は重要ではあるが，他の病態よりも交代性精神症状も起こりやすいので，日常生活との兼ね合いでほどほどに抑制するのが良く，家族とよく話し合いながら，患者本人の生活の妨げが最小限になる程度のほどほどのころ合いの発作抑制を目指すべきである。

Ⅲ．知的障害がない場合

　知的障害がない場合には，本稿Ⅰで取り上げたパターナリズムから自己決定への治療の枠組みの変更が問題の前景に出てくることになる。チャイルド・ケアからアダルト・ケアへの早めの紹介が望まれる。

1．いわゆるてんかん診断の再洗礼の問題

　乳幼児期の無自覚な洗礼を洗礼とは認めず，成人になって当事者能力が担保されてから再度，洗礼を受けなければ入信したと認めないキリスト教の宗派を再洗礼派というが，てんかん診断の告知を幼い時に両親が受けたものの，本人に対する診断の告知は曖昧なままになっている状態が一部のてんかんを持つ人たちには存在する。これはたとえば，気分障害や統合失調症が主には成人以降，少なくとも思春期以降に発症することから考えると，他の主要な精神科で取り扱う疾患にはみられない特異な点である。

　小児期から抗てんかん薬の投薬を受けている子どものかなりの部分が，抗てんかん薬の服薬を単なる習慣として服用しているか，あるいは「飲まないと親に注意されるから」といった消極的な理由でいやいや服用している。思春期になると，携帯をいつまでいじってもいいのかとか，それに連動する睡眠時間の減少，さらにはゲームのやり過ぎなどによる両親との緊張関係はただでさえ大きくなるが，てんかんの問題がこれに絡み合うことになる。てんかんがあるからという理由で，話し合う余地もなく様々な規制が生活に加えられることになると，この種のパターナリズムは平均的な思春期の患者には

強い反発を持って受け取られることが多い。てんかんの問題をてんかんとは関係なく成人の過程で起こる親子間の葛藤に不必要に絡めないように介入することは，両親・当事者双方の負担を大きく軽減することが多い。ドイツで開発された MOSES という教育プログラムを親子双方に受けてもらうのはこうした事例にはきわめて有用である[7]。

パターナリズムが診療の基本的な枠組みとなっていた場合には，アダルト・ケアに移行する際に，てんかん診断の本人・両親への再告知がいずれにしても必要である。

2. 就労・就学の問題

就労に関しては，てんかん発作が止まっている場合と止まっていない場合で当然のことながら大きな違いが出てくる。てんかん発作が止まっている場合には，就労先にてんかんについて告知するかどうかは難しい問題である。こうした場合，障害者手帳の取得は基本的にはできないので，企業側は障害者雇用という形にはならない。さらに，新規採用に関して，てんかんの既往を告知した場合，告知しなかった場合と比べて本当に採用に不利にならないという保証はない。様々なリスク・ベネフィットを考慮した上での個々人の決断になるはずであり，就労先に告知すべきか否か尋ねられた場合には十分な時間をとって相談にのる必要があるが，結論を出すのはあくまでも当事者であって，医師は決断の手助けができるだけである。

てんかん発作（意識消失を伴うか，転倒するもの）が完全に止まっていない場合，また A 型就労が可能な程度の知的障害である場合には，障害者手帳を取得した上での障害者就労が有利な場合がある。しかしながら，特にてんかん発作の数がそれほどでもない場合，また知的障害が境界域にあって，検査をしないと明確には確認できない程度である場合，障害者手帳を取得して行使したためにかえって就労の窓口が狭まる事例もある。ケースワーカーや作業療法士あるいは言語療法士などとの連携による認知機能の弱点の発見と補足，ふさわしい職場の検索の手伝いなどが大きな手助けとなる場合がある。

3. 結婚・妊娠

結婚・妊娠については，妊娠・出産の準備という観点から，様々な知見が蓄積されてきており，思春期以降の女性の場合，必ず本人への説明を要する問題である。基本的には，てんかんが単独で問題になる場合，原則としては妊娠・出産は通常の女性と同じに行えること，原則としては授乳も行えること，また多くは推奨されること，バルプロ酸は総合してベネフィットがリスクを上回る場合を除いては避けるほうが望ましいこと（ただし，今服薬していることで将来的にそれが催奇性を増したりはしないこと）などは最低限説明し，可能であれば，成人を対象とするてんかん専門医に一度は受診しておいてもらったほうが，後々のトラブルは少ない。

まとめ

以上のように，てんかんにおけるチャイルド・ケアからアダルト・ケアへの移行は，てんかん専門の小児神経科医が引き受けざるをえない場合（本稿Ⅱ-1），小児科から精神科あるいは脳神経内科への早めの紹介が望ましい場合（Ⅱ-2, 3），紹介せずに小児神経科医が診ても精神科医・脳神経内科医がひきついでも出口戦略が描けない場合の3つがある。さらに脳神経内科のほとんどは，Ⅰに示したような福祉制度やチャイルド・ケアとアダルト・ケアの相違については専門分野の性質上精神科医と比べて無自覚になりやすく，今後，脳神経内科がてんかん診療の多くを担うことになった場合，困難はさらに大きくなる可能性がある。

諸外国では，そのためにトランジション専門の施設の構築が急ピッチで進んでおり[1,5]，本邦でもてんかんに関わる精神科医が一定数を割った時点で，遠からず必要となる可能性が高い。

文 献

1) Camfield, P., Camfield, C. and Pohlmann-Eden, B. : Transition from pediatric to adult epilepsy care : A difficult process marked by medical and social crisis.

Epilepsy Curr., 12 (Suppl.3) ; 13–21, 2012.

2) 原仁：自閉症とてんかん. 兼本浩祐, 丸栄一, 小国弘量ほか編. 臨床てんかん学, 医学書院, 東京, p.205–208, 2015.

3) 兼本浩祐：てんかん学ハンドブック. 医学書院, 東京, 2018.

4) 南部さおり：児童虐待としての「代理人によるミュンヒハウゼン症候群」―社会・医療・司法手続における MSBP の問題点―. 犯罪社会学研究, 27 ; 60–73, 2002.

5) Rajendran, S. and Iyer, A. : Epilepsy : Addressing the transition from pediatric to adult care. Adolesc. Health Med. Ther., 7 ; 77–87, 2016.

6) 李璟媛, 山下亜紀子, 津村美穂：しつけと虐待に関する認識と実態―未就学児の保護者調査に基づいて―. 日本家政学会誌, 63 ; 379–390, 2012.

7) 山﨑陽平, 西田拓司, 井上有史：てんかん患者学習プログラム MOSES (モーゼス) の有用性に関する予備的調査. てんかん研究, 35 ; 702–709, 2018.

8) 横山朋子, 一杉正仁, 今井裕ほか：母親がエホバの信者である未成年患者に対する治療例. 生命倫理, 15 ; 107–111, 2005.

9) 吉田雅幸, 藍真澄, 梶原道子：エホバの証人と輸血. 医の倫理の基礎知識2018年版, 日本医師会, 2018.（https://www.med.or.jp/dl-med/doctor/member/kiso/d3.pdf）

昏迷と非けいれん性てんかん発作重積状態
"non-convulsive status epilepticus"

　抄録：昏迷の鑑別診断の 1 つとして非けいれん性てんかん発作重積状態 "non-convulsive status epilepticus" を解説した。最新のてんかん重積状態の分類において，「非けいれん性」という表現が改められ，「運動症状が前景に出ない」となったことの意味を解説し，さらに，運動症状が前景に出ないてんかん発作重積においては，新分類では全般性と焦点性に大きく種類が分割されているものの，特に精神科の実臨床では，脳波上は棘徐波に対応するが臨床的には焦点性てんかんの二次性全般化の可能性が高く，しばしばそれまでてんかん発作の既往歴のない人に初発する特異な昏迷状態が最も重要性が高いことを指摘し，これとその他の「運動症状が前景に出ない」てんかん発作重積を比較した。こうした昏迷状態を従来診断の "ictal stupor" あるいは "spike-wave stupor" と呼びならわして別途区別しておくことは，臨床上の有用性が高いことをさらに指摘した。"Ictal stupor" を誘発する主だった薬剤にも言及した。

　Key words: *NCSE（non-convulsive status epilepticus），ictal stupor, antidepressant, convulsion*

I. は じ め に

　てんかん発作重積という用語はもともと "état de mal" というサルペトリエールの患者間の人口に膾炙していた俗語に端を発するとされる。今年発表された最新のてんかん重積に関する用語検討委員会は「けいれん "convulsion"」

という用語を残すかどうかで激論を交わし，この用語を残すという大変に穏当な結論を出したが，そもそも重積という用語そのものが，患者にも医師にも通用する申し合わせとしての症状記述であったことを考えるならば，同様に申し合わせとして共有されているけいれんという言葉を保持したのには臨床的な正当性がある[39]。

　非けいれん性てんかん発作重積状態の実臨床を考える場合，本邦でこの分野の先駆者であった細川の ictal stupor の概念を忘れることはできまい[9]。たとえば，「けいれん」「重積」などの用語は先ほど指摘したようにいずれも，ある事象に対する患者と医師の間の申し合わせ事項といった色彩が強く，特に北米を中心にこうした用語を用いないようにしようというキャンペーンも盛んに行われた。しかし，実際に臨床においては，いわゆる科学的な現状把握は初診からははるかに遅れてやってくるし，場合によってはそこにたどり着くことは永遠にないままに治療が完結してしまうこともある。したがってまずは患者・医師間でおおよその共通の申し合わせとして症状把握をしておくことは実際には大きな有用性がある。後から議論するが，細川の ictal stupor あるいは spike-wave stupor という用語は，そういう意味ではきわめて優れた申し合わせを行いうる用語であり，そのため「けいれん」「重積」と同じように，現在でもその使用を止めることが困難な術語の１つである。

Ⅱ．重積状態の大分類
―けいれんが前景に立つものと前景に立たないもの―

　てんかん発作とは通常は自己終息的性質を持ち，数分以内にはてんかん放電による活動そのものは停止する。例外的にこうした発作が終息せずに持続する場合があり，これを重積状態と呼ぶが，けいれん性の重積状態ではその持続の定義が15分あるいは30分と議論があり，必ずしも統一された定義があるわけではない。それでもけいれん性の重積については実験データを含めそれなりのデータがあるが，非けいれん性のてんかん発作重積については持続時間がどれくらいから重積と呼ぶかの決め手となるデータはほとんどなく，

一般的に30分前後の持続を漠然と目安にしているにすぎない。しかしながら，自己終息的な通常のてんかん発作と重積状態は，途切れなく連続するわけではなく，実臨床においてどちらかを迷うような事例はまれである。

　いずれにしてもてんかん発作重積状態は，けいれん性と非けいれん性の2つに大きく大別されるが（表1，表2），重積の状況に応じてその緊急性は全く異なっており，大発作重積状態や意識障害を伴う焦点性発作重積状態（従来の複雑部分発作重積状態）が，生命の危険を伴い速やかな治療的介入を行うことが必須の病態であるのに対して，たとえば欠神発作重積では，多くの場合には重積状態がすぐさま生命的危険につながることはない。今回は，非けいれん性てんかん発作重積状態を以下に論ずるが，てんかん発作重積状態のすべてが即座に生命予後に直結する病態ではないことには注意を払うべきであろう。

Ⅲ．非けいれん性てんかん発作重積状態の下位分類

　非けいれん性てんかん発作重積状態は，非常に異なった広範な病態を含む状態であって，全く異質な状況の寄せ集めと言ってよい。最新の分類名が非けいれん性 "non-convulsive" という表現を止め，運動症状が顕著でない "without prominent motor symptoms" という表現を採用したのは実臨床により適合している。というのも，たとえば欠神発作重積状態の一部ではしかめつらや眼瞼ミオクローヌスなどをしばしば伴い，これとミオクロニー発作重積状態との区別は実際には明瞭に分割できるものではなく，非けいれん性と言い切ってしまっては実臨床には合わないからである。以下，精神科医が関わる可能性のある病態を中心に代表的なものを紹介する[24]。

1．定型欠神発作重積状態
　小児欠神てんかん，若年欠神てんかんなどの特発性全般てんかんに併発するのが理念的にはこれに当てはまるはずであるが，実臨床で自然にこうした病態を観察する機会は成人期では例外的である。実際は背景の病態はさてお

72 第2部 リエゾン場面において必要とされるてんかんの知識

表1 発作重積状態の分類（運動症状が前景に立つ場合 With prominent motor symptoms）

A.1 けいれん性重積（大発作重積状態）
A.1.a. 全般性・けいれん性
A.1.b. 焦点起源の両側伝播
A.1.c. 焦点性か全般性か不明
A.2 ミオクロニー発作重積
A.2.a. 昏睡を伴う
A.2.b. 昏睡を伴わない
A.3 焦点運動性
A.3.a. ジャクソン発作重積
A.3.b. Epilepsiapartialis continua（EPC）
A.3.c. 向反発作重積
A.3.d. 眼球間代重積（てんかん性眼振重積）
A.3.e. 発作性麻痺重積
A.4 強直発作重積
A.5 過運動発作重積

表2 発作重積状態の分類〔運動症状が前景に立たない場合 Without prominent motor symptoms = Non -convulsive status epilepticus（NCSE）〕

B.1 昏睡を伴う NCSE（いわゆる "subtle" SE を含む）
B.2 昏睡を伴わない NCSE
B.2.a. 全般性
B.2.a.a 定型欠神重積
B.2.a.b 非定型欠神重積
B.2.a.c ミオクロニー欠神重積
B.2.b. 焦点性
B.2.b.a 意識障害を伴わない（= aura continua）
B.2.b.b 失語発作重積
B.2.b.c 意識障害を伴う焦点性発作重積
B.2.c 全般か焦点性か不明の非けいれん性重積
B.2.c.a 自律神経発作重積

き，対応する脳波所見が3c/s 棘徐波に対応する場合を定型欠神発作重積状態と呼んでいる。

2. 非定型欠神重積状態

欠神発作が遅棘徐波に対応する病態を言うが,「遅」とは1秒間に1〜2.5回程度の頻度で棘徐波が出現するものを言う。典型的にはレノックス症候群やミオクロニー脱力症候群などのてんかん性脳症に伴って出現する。アンゲルマン症候群, 環状20番染色体, 進行性ミオクローヌスてんかんなど染色体異常や変性疾患に伴って出現する場合もあるが, その場合にはけいれんの要素が相対的に大きく, ミオクロニー発作重積と近似する[24]。

精神科医が出会う可能性はいくつかあるが, てんかんを持つ知的障害のある人達の入所施設や作業所などの嘱託医をしている場合, 何日間かにわたって応答が鈍くなり, できていたことができなくなってしまうような状態の鑑別診断としてはこうした病態を考慮しておく必要がある。また稀ではあるが環状20番染色体では断片的に著しい攻撃性や不穏を示す人達もいるので, これも鑑別診断に挙げる必要がある[34]。ただしこの場合, 発作中に多くは口をへの字にぐっと曲げるなど小運動発作を随伴することが多く, レノックス症候群にみられるような非定型欠神発作とは様相を異にすることが多い。

3. aura continua

てんかん発作重積の中で精神科医にとって特殊な位置を占めるのが, 前兆の重積である。前兆の重積で精神科疾患との鑑別診断が問題となる典型例は, ictal fear(発作性恐怖・不安発作), 親近感の変容(=既知感, 未知感, 夢様状態), 嘔吐発作重積などを挙げることができる。

不安発作重積状態では, 典型例は, 何かが周りに潜んでいるのではないかという実体的意識性に近い状態が出現し, 強い離人感などを伴い, 結果として知人や家族が偽物に思えてしまうカプグラ症候群様の症状を呈することもある。不安発作そのものは, 小学校高学年くらいが好発年齢であり, しばしば後に発作後精神病などが出現することがある。ほぼ側頭葉てんかん, 特に扁桃核起源の発作が原因となることが多い[20]。

親近感の変容も時に重積状態となる場合があり, この間, 周囲の状況は「夢の中にいるような」「別世界に入ってしまったような」と表現されることが多

い。多くは発作前後の精神病状態とセットで体験されることが多い。大部分は側頭葉てんかん起源である[16]。

　原因不明の嘔吐がてんかん起源で起こっている場合がある。小児例が多く，小児例では嘔吐から錯乱に至るパナイオトプーロス症候群が有名であるが，側頭葉てんかんの部分症状として小児から成人まで幅広く稀ではあるが嘔吐発作の重積が起こることがある。右側側頭葉起源であることが多い[18]。

　運動無視などが発作性に重積する珍しい症例もあり，発作性麻痺の重積に近いが，仔細に観察すると単なる麻痺ではなく，高次脳機能障害であることが判明する場合も多く，単純ではない[14]。

4. 失語発作重積状態[13]

　失語発作重積状態が精神科臨床で実際に問題となることは多くはない。近年では脳血管障害後の遷延性の言語障害の中にこうした病態が見逃されている可能性が指摘されており，注意が喚起されているが，明確な脳波所見を伴わず，脳血流の上昇などのみを根拠として診断を下しているケースも散見され，実際にどこまでをこの病態と判断するかに関して今後検討の余地がある。他方で言語の障害も軽微なものまで含めると見落とされやすい症例もある[15]。

5. 意識障害を伴う焦点性発作（＝複雑部分発作重積状態）

　典型的で頻度が高いのは側頭葉起源の複雑部分発作が群発する場合であり，1つの複雑部分発作と次の複雑部分発作の間に意識が完全には回復せず，もうろう状態が結果として遷延し，一定程度であれば行動をする能力が回復するため，交通機関などを使って遠方に遁走することがありうる。このため解離性障害と鑑別診断が問題となる場合がある[19]。前頭葉起源の複雑部分発作（典型的には過運動発作）も，通常は重積する場合，発作群発の形をとる。前頭葉てんかんの場合，群発した場合には単発の場合と異なり精神疾患と誤認されることはむしろ少ない。複雑部分発作の群発でもなく，脳波上棘徐波にも対応せず，持続的にてんかん性異常波が出現する複雑部分発作重積状態は実際には重篤な中枢神経疾患による昏睡など特殊な状況を除いてはきわめて

稀である[23]。ただし昨今ではⅣのictal stupor は，しばしば意識障害を伴う焦点性発作と同一視されていることに用語上の注意が必要であろう。

　精神科臨床で最も問題となる抗うつ薬その他の薬剤で誘発される非けいれん性てんかん発作重積状態は新分類においても分類が困難であり，細川のictal stupor の概念はこの病態を整理する上では有用であるので節を改めて解説する。

Ⅳ．"Ictal stupor" あるいは "spike-wave stupor"

　意識障害を伴う非けいれん性てんかん発作重積状態が，全般発作なのか焦点性発作なのかを判別することは実際的にも理論的にもそれほど簡単なことではない。意識障害を伴い，運動症状が前面に出ないてんかん発作重積状態に対応する脳波所見は，大別して a) 3c/s 棘徐波，b) 遅棘徐波，c) 不規則な棘徐波と θ 波・δ 波の混合，d) 焦点性発作の群発に対応する脳波異常，e) その他に分けることができるが，d) は病態的には単に複雑部分発作の発作時と発作後もうろう状態が繰り返し，発作と発作の間に脳機能が完全に正常化する時期がないことを反映しているにすぎない。a 〜 c はいずれも棘徐波を含み，さらに言えば厳密に病態による脳波異常の対応関係があるわけではない。精神科の実臨床で重要なのは，てんかんの既往歴のない人達に，急激な錯乱や昏迷という形で発症する数時間から時に数日に及ぶ意識障害のエピソードが，脳波上，半持続的あるいは断続的な棘徐波に対応している場合である。発症年齢を考慮するとその多くが焦点性発作である可能性は高いが，少なくとも発作時脳波が棘徐波に対応するものではその分類は明瞭ではない。第一に複雑部分発作に棘徐波が対応することはほとんどなく，脳波所見は著しく異なる上に，棘徐波に対応する非けいれん性てんかん発作重積状態は典型例では生涯 1 回のみという場合もあり，レノックス症候群やミオクロニー脱力発作に典型的に伴う非定型欠神発作とも臨床像は全く異なっているからである。

　そう考えると，①小児欠神発作・若年欠神発作など特発性全般てんかんを

併発しない，②レンノックス症候群・ミオクロニー脱力症候群などてんかん性脳症を併発しない，③環状20番染色体を示さない，④アンゲルマン症候群・進行性ミオクローヌスてんかんなど他の重篤な遺伝子疾患・変性疾患を併発しない，⑤1時間以上の意識障害の発作性エピソードに脳波上棘徐波複合が対応している，といった条件を満たす運動症状が前景に立たない発作重積状態を ictal stupor あるいは spike-wave stupor と仮に呼んでおくことは臨床的に意味があると考えられる。先ほど指摘したように1回きりでこうしたエピソードが終了する場合も少なくなく，またベンゾジアゼピン系薬剤からの離脱や抗うつ薬の投与によって誘発されるなど精神科医と馴染みの深い病態だからである。

V．"Ictal stupor"の薬剤による誘発

1．抗うつ薬

抗うつ薬に関しては，maprotiline[10, 31]と amoxapine[28]，clomipramine など三環系抗うつ薬が有名であるが[40]，mirtazapine[8]，paroxetine[36]，sertraline[36]についても症例報告がある[12]。以上は実際に"ictal stupor"が誘発された薬剤であるが，escitalopram，duloxetine をはじめとして強直間代発作が誘発されたものはさらに多く，稀ではあるが抗うつ薬全般で可能性はある。Bupropion は本邦では未発売であるが，"ictal stupor"の症例報告は見当たらないもののけいれん準備性を高めることで有名である。

2．抗精神病薬

けいれん準備性を高める薬剤として有名なものには clozapine や100mg 以上の大量の chlorpromazine など低力価抗精神病薬があるが，"ictal stupor"の症例報告は見当たらない[4]。制吐剤に用いられる metoclopramide や domperidone もドーパミン遮断作用があり，けいれん準備性を高めることが知られている。

3. その他の向精神薬

炭酸リチウムには"ictal stupor"の症例報告がある[25]。

4. 抗生物質

セファロスポリン系[1,26]，フルオロキノロン系[30]，ペニシリン系の抗生物質に関しては，いずれも"ictal stupor"の症例報告がある。ペニシリンではさらに神経梅毒に対するヤーリッシュ・ヘルクスハイマー反応に伴う"ictal stupor"の報告がある[27]。抗結核薬の isoniazid でも"ictal stupor"の報告がある[6]。Imipenem もけいれん準備性を高めるとの報告はあるが"ictal stupor"の報告は見当たらない。膣トリコモナス症，ピロリ菌感染症などに用いられる metronidazole にも腎移植後に大発作を起こしその後"ictal stupor"に移行した症例の報告がある[7]。殺虫剤として以前利用され，疥癬の治療に用いられていたベンゼンヘキサクロライド（BHC）は現在では禁止されているが，外用によってもけいれんを誘発することがある[37]。緑膿菌に対するナロジクシス酸もけいれん準備性を高めることが知られている。

5. ベンゾジアゼピンの離脱

ベンゾジアゼピンの離脱，アルコール離脱は，稀な随伴現症として，"ictal stupor"を引き起こす場合がある[21]。Baclofen も急速な断薬によって"ictal stupor"を呈した症例が報告されている[35]。

6. 喘息治療薬

Aminophylline，theophylline はいずれもけいれん準備性を高めることが知られているが，theophylline に関しては大発作後に"ictal stupor"を起こした症例の報告がある[32]。

7. その他

近年鎮痛剤として整形外科領域で汎用されるようになった tramadol はけいれん準備性を高めることが知られており，当科でも tramadol が誘因とな

った異常行動の症例報告を行っているが[11]，"ictal stupor"を誘発した症例が報告されている[5]。免疫抑制剤の cyclosporin でも"ictal stupor"の報告がある[2]。Tacrolimus, methotrexate もけいれん準備性を高めるとされるが，"ictal stupor"の報告はない。塩酸 donepezil, rivastigmine の投薬例でもけいれん発作が一定の割合で起こるが，原疾患との関わりがあり因果関係の有無は判断が難しい[28]。βブロッカーもけいれん準備性を高めるとされている。プロゲステロンの投薬を伴わないエストロゲンの投薬はけいれん準備性を高めるとされる。局所麻酔により500件に1件程度の割合で局所麻酔中毒が起こるとされており，けいれん発作が先行することがあるが，"ictal stupor"の併発例は知られていない。蛍光脳血管撮影剤もけいれん準備性を高めるとされる。

Ⅵ．昏睡患者における非けいれん性てんかん発作重積状態

　昨今，遷延性の昏睡を示す患者の一部が少なくとも脳波的には，"spike-wave stupor"の状態を呈していることが注目され，北米においては脳波検査の需要が飛躍的に高まっている[3,38]。ただし，こうした状態で記録されるてんかん性異常波が，通常の"spike-wave stupor"と同じ生理学的機序に基づく実際のてんかん発作なのかどうかは議論も多く，治療に対する反応についても今のところ，賛否はまちまちである[29]。

Ⅶ．心因性非てんかん性発作重積との鑑別

　通常は欠神発作にせよ複雑部分発作にせよ，てんかん発作での意識消失は数分程度であることが多く，けいれんを伴わず1時間以上意識状態が低下するのは例外的であり，重積状態の場合のみである。したがって，確率的には，1時間以上長時間にわたって意識障害が遷延する場合，心因性非てんかん性発作の可能性は必ず鑑別診断の1つに挙げる必要がある[22]。逆に眠気を訴え怠けているのではないかと一見見えるてんかん例や過呼吸発作から非けいれ

ん性てんかん重積の起こる鑑別診断に迷うてんかん例などが散見される[17, 33]。

Ⅷ. 治　療

時には成書にもけいれんが前景に出ないてんかん発作重積に対しても，diazepam が有効でなければ phenytoin を可及的速やかに静注するように勧めている記述を散見するが，少なくとも "spike-wave stupor" に対しては phenytoin の静注が有効かどうか，発作を悪化させないかについて統一された見解はない。また，diazepam の静注はリスク・ベネフィットの観点，また治療的診断の観点からも正当化されるが，phenytoin の静注が正当化されるかどうかは議論の余地がある。したがって，同じく非けいれん性てんかん発作重積の中に分類されていると言っても，いわゆる複雑部分発作群発状態（実臨床では群発状態のことが典型的であるが）は可及的速やかに発作を止める必要があり（特に側頭葉起源の場合），時期を逸すれば生命に関わり，また発作後の精神病状態を引き起こすこととなる。このため，速やかに phenytoin（あるいは fosphenytoin）の静注を含め最大限の治療を行い，発作の抑制を見ない時には早急に集中治療室に搬送すべきであるのと対照的に，"spike-wave stupor" は経過を観察できる余裕があることが多い。

文　献

1) Anzellotti, F., Ricciardi, L., Monaco, D. et al. : Cefixime-induced nonconvulsive status epilepticus. Neurol. Sci., 33 ; 325-329, 2012.
2) Appleton, R.E., Farrell, K., Teal, P. et al. : Complex partial status epilepticus associated with cyclosporin A therapy. J. Neurol. Neurosurg. Psychiatry, 52 ; 1068-1071, 1989.
3) Bauer, G. and Trinka, E. : Nonconvulsive status epilepticus and coma. Epilepsia, 51 ; 177-190, 2010.
4) Bloechliger, M., Ruegg, S., Jick, S.S. et al. : Antipsychotic drug use and the risk of seizures : follow-up study with a nested case-control analysis. CNS Drugs, 29 ; 591-603, 2015.
5) Bottaro, F.J., Martinez, O.A., Pardal, M.M. et al. : Nonconvulsive status epilepticus in the elderly : a case-control study. Epilepsia, 48 ; 966-972, 2007.

6) Brent, J., Vo, N., Kulig, K. et al. : Reversal of prolonged isoniazid-induced coma by pyridoxine. Arch. Intern. Med., 150 ; 1751-1753, 1990.

7) Cantador, A.A., Meschia, J.F., Freeman, W.D. et al. : Nonconvulsive status with metronidazole. Neurohospitalist, 3 ; 185-189, 2013.

8) Haq, M.Z.U., Prakash, R. and Akhtar, S. : Mirtazapine precipitated seizures : a case report. Prog. Neuropsychopharmacol. Biol. Psychiatry, 32 ; 1076-1078, 2008.

9) 細川清 : Spike-wave stupor（Ictal stupor）脳波と臨床像. 臨床脳波, 16 ; 143-150, 1974.

10) 稲田英利子, 大島智弘, 木村仁ほか : うつ病性昏迷として治療が開始された非けいれん性てんかん発作重積状態の1例. 精神科治療学, 19 ; 219-224, 2004.

11) Ito, G., and Kanemoto, K. : A case of topical opioid-induced delirium mistaken as behavioural and psychological symptoms of dementia in demented state. Psychogeriatrics, 13 ; 118-123, 2013.

12) Jobe, P.C. and Browning, R.A. : The serotonergic and noradrenergic effects of antidepressant drugs are anticonvulsant, not proconvulsant. Epilepsy Behav., 7 ; 602-619, 2005.

13) 兼本浩祐, 扇谷明, 河合逸雄 : 成人における言語障害発作重積状態. 精神医学, 33 ; 299-305, 1991.

14) 兼本浩祐, 山口俊郎, 河合逸雄 : 持続性の左半身の運動無視が右中心部の脳波異常によると考えられたてんかんの1例. てんかん研究, 10 ; 285-294, 1992.

15) 兼本浩祐 : 物語の再生の障害を主徴とした言語障害発作重積状態の1例. 神経心理学, 10 ; 160-164, 1994.

16) 兼本浩祐 : 夢様状態 "dreamy state" の精神病理― Jackson の主体意識と対象意識をめぐって―. 臨床精神病理, 16 ; 37-46, 1995.

17) 兼本浩祐 : 過剰な眠気を主訴とした小発作重積状態の1例. 精神医学, 38 ; 975-978, 1996.

18) 兼本浩祐 : 側頭葉てんかんの患者にみられた "aura continua" としての嘔吐発作重積状態. 神経内科, 45 ; 255-257, 1996.

19) 兼本浩祐, 川崎淳 : てんかん患者における遁走状態―4 症例の検討―. 精神医学, 39 ; 271-276, 1997.

20) Kanemoto, K. : Periictal Capgras syndrome following clustered ictal fear. Epilepsia, 38 ; 847-850, 1997.

21) Kanemoto, K., Miyamoto, T. and Abe, R. : Ictal catatonia as a manifestation of de novo absence status epilepticus following benzodiazepine withdrawal. Seizure, 8 ; 364-366, 1999.

22) 兼本浩祐, 宮本敏雄 : てんかん発作として治療されたヒステリー発作重積状態の1例. 精神医学, 42 ; 307-309, 2000.

23) Kanemoto, K., Tsuji, T. and Kawasaki, J. : Prolonged postictal confusion as a manifestation of continuous complex partial status epilepticus : a depth EEG

study. Seizure, 9 ; 151-155, 2000.

24） 兼本浩祐：てんかん学ハンドブック．医学書院, 東京, p.221-236, 2012.

25） Kaplan, P.W. and Birbeck, G. : Lithium-induced confusional states : nonconvulsive status epilepticus or triphasic encephalopathy? Epilepsia, 47 ; 2071-2074, 2006.

26） Kim, A., Kim, J.E., Paek, Y.M. et al. : Cefepime-induced non-convulsive status epilepticus（NCSE）. J. Epilepsy Res., 3 ; 39-41, 2013.

27） Kojan, S., Van Ness, P.C. and Diaz-Arrastia, R. : Nonconvulsive status epilepticus resulting from Jarisch-Herxheimer reaction in a patient with neurosyphilis. Clin. Electroencephalogr., 31 （3）; 138-140, 2000.

28） Kumlien, E. and Lundberg, P.O. : Seizure risk associated with neuroactive drugs : data from the WHO adverse drug reactions database. Seizure, 19 ; 69-73, 2010.

29） Maganti, R., Gerber, P., Drees, C. et al. : Nonconvulsive status epilepticus. Epilepsy Behav., 12 ; 572-586, 2008.

30） Mazzei, D., Accardo, J., Ferrari, A. et al. : Levofloxacin neurotoxicity and non-convulsive statusepilepticus（NCSE）: a case report. Clin. Neurol. Neurosurg., 114 ; 1371-1373, 2012.

31） Miyata, H., Kubota, F., Shibata, N. et al. : Non-convulsive status epilepticus induced by antidepressants. Seizure, 6 ; 405-407, 1997.

32） 延時達朗, 須貝研司, 福水道郎ほか：小児の難治性非けいれん性てんかん重積に対する midazolam 持続静注療法の検討. 脳と発達, 37 ; 369-373, 2005.

33） 大島智弘, 稲田英利子, 田所ゆかりほか：過呼吸症候群と思われた症状が欠神発作重積状態であった1例. 精神科治療学, 20 ; 199-202, 2005.

34） 笹川睦男, 中島悦子, 吉野美穂子：環状20番染色体をもち, 非けいれん性発作重延状態を呈するてんかん患者の1例：高次大脳機能障害の評価. てんかん研究, 18 ; 140-147, 2000.

35） Solomon, G.E. and Labar, D. : Hypothesis that tiagabine-induced NCSE is associated with GABAergic hyperfunction, with GABA（B）receptors playing a critical role, is supported by a case of generalized NCSE induced by baclofen. Epilepsia, 39 ; 1383, 1998.

36） Taniguchi, G., Miyajima, M., Watanabe, M. et al. : Nonconvulsive status epilepticus in the elderly associated with newer antidepressants used at therapeutic doses : A report of three cases. Epilepsy Behav. Case Rep., 3 ; 8-11, 2014.

37） Tenenbein, M. : Seizures after lindane therapy. J. Am. Geriatr. Soc., 39 ; 394-395, 1991.

38） Towne, A.R., Waterhouse, E.J., Boggs, J.G. et al. : Prevalence of nonconvulsive status epilepticus in comatose patients. Neurology, 54 ; 340-345, 2000.

39） Trinka, E., Cock, H., Hesdorffer, D. et al. : A definition and classification of status epilepticus—Report of the ILAE Task Force on Classification of Status Epilepticus. Epilepsia, 56 ; 1515-1523, 2015.

82　第2部　リエゾン場面において必要とされるてんかんの知識

40) Yoshino, A., Watanabe, M., Shimizu, K. et al. : Nonconvulsive status epilepticus during antidepressant treatment. Neuropsychobiology, 35 ; 91-94, 1997.

非けいれん性発作重積状態
― NCSE 概念再構築のすすめ―

　抄録：非けいれん性発作重積状態 "NCSE" は，従来の棘徐波昏迷などの用語に代わって最近では汎用されているが，実際には，棘徐波昏迷，定型・非定型欠神発作重積状態，環状20番染色体，複雑部分発作（＝焦点性意識減損発作）重積状態，aura continua などに加え，近年注目されている coma-GED, coma-LED など昏睡状態に伴うてんかん性放電を加えたきわめて異種的な集合体であり，どこからどこまでを NCSE と呼ぶのかについてもコンセンサスはない。臨床的有用性という点からは，NCSE という用語を用いる場合には，それぞれのどの類型のことを念頭に置いているのかを意識しておくべきであり，特に coma-GED, coma-LED については慎重な取り扱いが必要であることを強調した。

　Key words: *NCSE, coma-GED, coma-LED, ictal stupor, aura continua*

I. は じ め に

　Non-convulsive status epilepticus（NCSE）は，現在，正式には定義も定まっていなければ，持続時間も実際には論争のある状態であり，ICU での重篤な意識障害を呈する患者において高い頻度で出現する持続的なてんかん性放電を NCSE に入れることが欧米では一般化するにつれて，その定義はさらに混乱を増している[1]。問題のある事例報告が，最近散見されるようになっており，これについては警鐘を鳴らす意味で本稿の最後に具体的事例を交えて考えることにしたい。今回は，各類型の文献については挙げていないので，

必要とする方は拙著を参照されたい[3]。

　とりあえず，ごく概括的に NCSE の外枠を示すとすれば以下のようになろう。

A）いつものその人のレベルと比較して意識障害や特定の感覚障害，あるいは全般的・部分的な認知機能低下が一定時間持続している
B）何らかの持続的な・あるいは間欠的なてんかん性異常波が A の症状と対応している
C）大規模なけいれんを伴わない

　こうなると従来の細川の spike-wave stupor やレンノックス症候群やドゥーズ症候群の非定型欠神発作，さらには aura continua までの，けいれんを主体としない，長時間続く病態がすべてここに含まれてしまうことになる。具体的に臨床的な様々な NCSE を論ずる前に，脳波についてまず注意を喚起しておきたい。

Ⅱ．脳波診断基準

　2015年に刊行されたザルツブルクコンセンサス[4]は以下のようになる。

1）10秒間に25回を超えるてんかん性放電が認められる
2）てんかん性放電の周波数が2.5Hz よりも遅く，かつ0.5Hz よりも早いか，あるいは律動性徐波放電がある場合には
　a．臨床徴候ないしは脳波が抗てんかん薬によって改善する
　b．軽微な臨床徴候
　c．早くて低い律動波から遅くて高い律動波へと展開するてんかん発作に典型的な脳波図

のうち少なくとも１つが追加的に加わった場合，これを抗てんかん薬に対する治療の対象とするというものである。

　2）の場合で，2c を伴わず2）の脳波所見が断続的に出現する場合や脳波

所見が改善しているのに臨床所見が改善しない場合には，possible NCSE となる。

この基準は，ER での判断を主に念頭に置いたものであり，その点を意識しておく必要がある。個々の類型を論じる際に，改めて言及する。

Ⅲ．各　　論

1．棘徐波昏迷

臨床徴候：発動性の著しい低下をきたすのが典型であるが，急性錯乱の病像を呈することもある。よく観察すると経過中に意識状態の変動や眼瞼のミオクローヌスなど小運動徴候が観察されることも少なくない。急性症候性発作であることが多いが，焦点性てんかんの徴候である場合もある。

好発年齢・精神科医が出会う頻度：中年期以降が多い。精神科医が出会う頻度は相対的に高い。

脳波所見：ザルツブルクコンセンサスでは 1 ）ないしは 2a にあたることが多く，全般性の棘徐波が持続的に出現する。多くの場合は，脳波所見は臨床徴候が出現している間中継続しているわけではなく，脳波所見が改善すれば臨床徴候も改善する傾向はあるものの，脳波所見の改善と臨床徴候の改善には一定のタイムラグが観察されることがありうる。Diazepam の静注によって臨床徴候および脳波所見が一時的にであれ劇的に改善すれば，診断が確定する。

原因：基本的には急性症候性発作であることが多く，精神科領域では，抗うつ薬投与がよく知られた誘発因であるが，ベンゾジアゼピン，アルコール，baclofen の離脱，炭酸リチウムの投与なども原因となる。抗うつ薬では，maprotiline, amoxapine, clomipramine, paroxetine, sertraline, mirtazapine などで報告がある。抗生物質では，ペニシリン系，セファロスポリン系，フルオロキノロン系で報告があり，isoniazid，駆梅療法後にも報告がある。Metronidazole の投与後では大発作後に棘徐波昏迷が出現する場合がある。抗がん剤では ciclosporin が有名であり，他には疼痛治療のための tramadol，喘

息治療のための theophylline も棘徐波昏迷をきたす場合があることが知られている。

　薬剤性以外にも，大脳皮質の無症候性の小梗塞などが原因となって起こる場合もある。この場合には発作は繰り返し起こることがある。

　治療：急性症候性発作の場合には，原因の究明とそれへの対処が優先される。継続的な抗てんかん薬の投与が自動的に必要とされる状況ではない。焦点性てんかんと考えられる場合は，焦点性てんかんの治療に準ずる。

2. 非定型欠神発作重積状態

　臨床徴候：発動性の低下が最も顕著な症状。普段よりもさらに応答が悪く，日常生活動作がスムーズに行えないことが多い。よく観察すると眼瞼のミオクローヌスや全身の小刻みな脱力など小運動発作を伴っている場合が多い。数時間から時には数日の持続。

　好発年齢・精神科医が出会う頻度：発症年齢のピークは就学前であるが，小学校3〜4年までは発症する可能性はある。精神科医が出会うのは，主には入所施設の嘱託医となったような場合である。

　脳波所見：遅棘徐波と呼ばれる3Hz より遅い棘徐波が連続して出現する。ただし，本病態では発作間欠期にも相当の頻度で遅棘徐波が出現しており，発作時と発作間欠時の区別は時に困難である。Diazepam の静注は一時的に症状を改善することもあるが多くはその効果は劇的ではない。ザルツブルクコンセンサスでは，てんかん性脳症は除外基準になっているため，その判断は示されていない。

　原因：レンノックス症候群，ドゥーズ症候群の主要徴候の1つ。ローランドてんかんをナトリウムチャンネル遮断剤で治療した時に稀に誘発されることがある。

　治療：原因疾患の治療に準ずる。

3. 定型欠神発作重積状態

　臨床徴候：発動性の低下が主要な症状。症状が軽微な場合には，判断力や

処理能力の低下といった形で現れる場合もある。数十分から数時間の持続。時に大発作に続発，あるいは大発作で終了することがある。定型欠神発作を呈する事例の5％で出現するとされ，定型欠神発作に4〜5年遅れて続発することが多いとされるが，成人の診療において出会うことはほとんどなく，1．より稀な病態であると考えられる。2．と同じく軽微な小運動発作をよく観察すると見つけることができる場合が多い。

好発年齢・精神科医が出会う頻度：10歳以降の発症。精神科医が出会うことはまずない。

脳波所見：基本的に3Hz の棘徐波が連続するが，多棘徐波や2.5Hz 前後の周波数が混在することも少なくない。ザルツブルクコンセンサスでは常に基準1に該当する。

原因：小児欠神てんかん・若年欠神てんかん

治療：原因疾患と比べると，難治に経過することが少なくないとされる。

4. 環状20番染色体

臨床徴候：連日，数時間前後の NCSE が出現する。小運動発作がどの程度混入するかが症例によって差があるが，間欠的なしかめつらはしばしば観察される。重症例では，ミオクロニーの要素が強く混入し，運動症状が目立つため，NCSE の範囲から形式的にははずれてしまう事例もある。稀ではあるが，意識の減損の度合いが軽くなった時に，暴力行為に及ぶこともある。

好発年齢・精神科医が出会う頻度：幼児期から学童期に初発。稀な疾患ではあるが，3．よりも精神科医が出会う可能性は高い。

脳波所見：δ波や不規則な周波数の棘徐波・多棘徐波が混在する複雑な脳波像を呈する。ザルツブルクコンセンサスでは多くは1を満たす。

原因：20番染色体の環状化。キメラ状となり，患者によって環状20番染色体の混入率が異なり，混入率が高い場合にはより症状が激しく，知的障害・行動障害が目立つ。

治療：有効な治療法はないが，混入率が低い場合には発作間欠時には脳に直接起因する精神症状や認知機能障害は出現しない。

5. 複雑部分発作重積状態（焦点性意識減損発作重積状態）

臨床徴候：複雑部分発作が群発し，1つの発作ともう1つの発作の間に意識が回復しない場合。遁走など複雑な行動がこの間に起こる場合がある。基本的には症状が連続した発作後もうろう状態からなると考えてよい。群発終了後には，一定の清明期を経て，幻覚・妄想からなる発作後精神病が起こる場合がある。また，群発の後半に次第に発作と発作の間隔が短くなり，大発作に移行し，生命の危険を伴う大発作の重積状態になる場合もある。

好発年齢・精神科医が出会う頻度：思春期以降。頻度は高く，精神科医が何らかの形で関わる可能性も高い。

脳波所見：ザルツブルクコンセンサスでは，多くは2cに対応するが，稀に複雑部分発作に対応するてんかん性異常波が頭皮上脳波ではとらえられないことがある。

原因：側頭葉てんかんが原因であることが多い。

治療：標準的な発作重積状態への処置を行う。早期の介入はしばしば奏効する。可及的速やかな介入が必要。

6. aura continua

臨床徴候：頻度の比較的高いものでは，不安発作重積状態，言語障害発作重積状態，status ictus emeticusがある。不安発作重積状態では，いないとわかっているのに身近に何かの存在をありありと感じる，人形の目が生きているかのように思われるといった精神病的な要素を含む恐怖感が持続的に出現し，数時間から数日続くもので，強い離人感に由来するカプグラ徴候などを訴える事例も存在する。言語障害発作重積状態では，喋れなくなるブローカ型の事例のほうが数は多いが，稀にはウェルニッケ型も報告がある。軽微な場合，まとまった話ができなくなるだけの場合もある。Status ictus emeticusでは，吐き気や嘔吐が何時間にもわたって止まらず消化器疾患としばしば誤診される。

精神科医が出会う頻度：不安発作重積状態はすでにそれ以前に診断が確定されている例を除いてはほぼ全例が精神科を受診し，頻度も高い。

脳波所見：頭皮上脳波を基準にした場合，ザルツブルクコンセンサスの基準を満たさない場合が大部分である。適切な部位の深部脳波をとると，2c に対応する。

原因：不安発作重積状態と status ictus emeticus はほとんどが側頭葉てんかんである。言語障害発作重積状態は，様々な部位を起源とする。

治療：焦点性てんかんの治療薬を投与する。

7. 全般性あるいは焦点性てんかん性放電を伴う昏睡（coma with generalized or localized epileptiform discharge：coma-GED or coma-LED）[4]

臨床徴候：昏睡（通常は ICU 管理が行われている）。

精神科医が出会う頻度：通常はほぼないが，昨今の文献における NCSE の予後や治療的介入はこの新たな"発作重積状態"が念頭に置かれていることが多いので注意を要する。昏睡状態の5〜48％と報告により大きな差がある。

脳波所見：全般性てんかん放電の代表的な所見は，持続性棘徐波，平坦脳波を挟む周期性棘波，群発・抑制交代，棘波を伴うあるいは伴わない三相波などである。焦点性てんかん放電は，周期性側方性てんかん性放電"periodic lateralized epileptiform discharges（PLEDs）"の形をとる。PLEDs は左右独立に交代性に出現するなど両側性となることも少なくない。昏睡に伴う PLEDs は両側性で，背景波は徐波化していることが多いとされる。ザルツブルクコンセンサスによる判定はこの類型においては最も大きな意味がある。

原因：昏睡をきたす多彩な疾患。

治療：全般性てんかん波を伴うものでは薬物中毒例を除いて予後はきわめて不良。PLEDs では予後はそれよりも良く，片側に局在した PLEDs では致死率は3割程度，両側性では5〜6割とされる。抗てんかん薬によって症状が改善するのは1割以下であり，抗てんかん薬による負担を慎重に考慮し，たとえ抗てんかん薬による介入をするとしても臨床的効果がなければ治療を早期に切り上げる必要がある。てんかん性異常波，特に三相波は抗てんかん薬の投与で消失する傾向があるが，臨床徴候の改善は伴わないことも多く，その場合も抗てんかん薬による治療を自動的に継続することは許されない。

Ⅳ. 事例検討 [2]

　ここで報告されているのは64歳男性である。慢性腎不全，C型肝炎による肝不全で13年前に肝移植の既往。てんかんや中枢神経系のエピソードの既往歴はない。床で倒れているのを発見され救急に運ばれた。患者はしばしば肝性脳症のエピソードを起こしており，3ヵ月前にも肝性脳症のエピソードがあって，lactulose で治療をされていた。Glasgow Coma Scale は12点。MRI はこの時点で特記すべき所見なし。Lactulose の投与で，アンモニアの濃度は117μmol/l から78μmol/l に減少したが，患者はなお昏睡状態を脱しないままであった。ここで神経内科医が脳波をオーダーしているが，以下の記述は正確を期すため英文のまま転載する。

　"a bedside electroencephalogram（EEG）revealed findings consistent with status epilepticus. However, the patient had no clinical manifestations of status epilepticus, leading to a diagnosis of nonconvulsive status epilepticus. A phenytoin load was immediately administered, while a midazolam infusion was restarted, ultimately leading to EEG resolution of the status epilepticus. The patient did not immediately improve neurologically during the hospitalization stay and was ultimately transferred to another facility for continued treatment and rehabilitation"

　ザルツブルクコンセンサスでは三相波は基準2を満たすので，この事例では三相波が出現していて，これが抗てんかん薬の投薬で改善したと考えると，possible NCSE となるので，この事例報告は間違っていないことになる。しかしながら，phenytoin を含めた抗てんかん薬のアグレッシブな投与が臨床的に意味があったかどうかは検討されないままとなっている。Coma-GED の実体はこうした事例を含むことを念頭に置いておいてもらうとよいかと思う。

V. まとめ

近年，NCSE の概念を大きく変質させているのは，7．の病態が強調され
ているからである。この病態の抗てんかん薬による介入への反応はまちまち
であり，そもそも PLEDs などはクロイツフェルト・ヤーコブ病における PSD
（periodic synchronous discharge）などとともに，急性病巣に対する脳の反
応を示す，てんかん性放電とは別個の事象ととらえられてきた歴史的背景も
踏まえておく必要がある。すなわち伝統的な概念の枠組みにおいては，7．
はてんかんには入れないのが原則であったが，現在は，頻度の多さも相まっ
て（NCSE の中では最も頻度が高い），文献的にもこの類型の報告が最も盛ん
に行われている。本邦では幸か不幸か ICU で脳波はルーチンではとられてい
ないため，7．の診断による過剰な治療は行われていない（ただし，心因性
発作をてんかん発作重積状態と誤診することによる過剰治療の予防には，脳
波をとる習慣がないのはかなり致命的ではあるが）。NCSE は，類型によって
は危険でもなければ予後の悪い病態でもない場合も含んでいる。そもそもこ
れだけ対象が膨らんでしまい，それがどの病態からどの病態を指すのかのコ
ンセンサスができていない NCSE という概念そのものに大きな問題があり，
むしろ臨床的には前述の個々の類型をきちんと意識しておくほうがはるかに
有用性は高いであろうと思われる。他方で，すでに NCSE は市民権を得た言
葉として流通しており，特に欧米の論文への投稿などでは従来の spike–wave
stupor といった術語は，そのままでは通用しがたいという側面もある。NCSE
がわかりにくいのは，勉強する側の問題ではなく，NCSE という概念そのもの
の構造的な混乱のためであるということは今一度意識しておく必要があろう。

文　　献

1) Bauer, G. and Trinka, E. : Non–convulsive status epilepticus and coma. Epilepsia, 51 ; 177–190, 2010.
2) Jhun, P. and Kim, H. : Nonconvulsive status epilepticus in hepatic encephalopathy. West. J. Emerg. Med., 12 ; 372–374, 2011.

3) 兼本浩祐：てんかん学ハンドブック（第4版）. 医学書院, 東京, p.248-265, 2018.
4) Leitinger, M., Beniczky, S., Rohracher, A. et al. : Salzburg Consensus Criteria for non
 -convulsive status epilepticus — Approach to clinical application. Epilepsy
 Behav., 49 : 158-163, 2015.

第 3 部

精神科的てんかんおよび
てんかんに関連する
精神科における診療

「てんかん性格」の全体的展望

抄録：「てんかん性格」という用語にまつわる歴史的な問題を変質学説との関連から論じ，"state" か "trait" かという論点から，「てんかん性格」を概観した。さらに「てんかん性格」と関連して取り上げられることの多い，側頭葉てんかんと若年ミオクロニーてんかんを取り上げた。また，薬剤性の疑似「てんかん性格」の問題を臨床的課題として取り上げ，最後に，『カラマーゾフの兄弟』から，精神病理学的・病跡学的な射程があることに注意を喚起した。

Key words: *epilepsy, personality trait, Geschwind syndrome, Dostoevsky*

I．はじめに

「てんかん性格」というのは挑発的な用語であって，昨今，その使用は回避されている。この特集であえて「てんかん性格」という用語を用いたのは，この用語にまつわる歴史的なニュアンスに注意を喚起したいという意図があったからである。さらに，「性格」という用語自体が持つより一般的な問題点もある。この２つの点については，本特集の他稿において別途詳細に論じられているので，本稿では全体の展望のために必要な範囲でごく短く言及することとしたい。他方で，何らかの形で他科からコンサルトを受けた時に，精神科医が知っておくべきいくつかの知見が「てんかん性格」に関連して現在蓄積されてきている。さらに，今なお，精神医学において大きな影響力のある病前性格論などを考える上でも，統合失調症や気分障害よりも明確な生物

96 第3部 精神科的てんかんおよびてんかんに関連する精神科における診療

学的裏づけを背景としたてんかんにおける議論は寄与するところが少なくないことも期待される。なお，本稿では歴史的な用語法であるというニュアンスを強調するため，カッコつきの「てんかん性格」という形でこの用語を用いている。

Ⅱ．変質学説と「てんかん性格」，その歴史的余韻

「てんかん性格」を論ずる上で，変質学説について簡単に理解しておくことは必須であると思われる。変質学説とは，1857年に発刊された『人という種の身体的，知的，道徳的変質およびこの種の疾患をもたらす原因に関する論文』という著書において，フランスの精神科医，Bénédict Augustin Morel が主張した理論である[20]。Morel は，後天的に獲得された性質が，子孫にも遺伝的に引き継がれるという Lamarcke の遺伝理論を支柱として，第一世代が汚染物質あるいは嗜癖物質などに暴露されると，第二世代はてんかん，神経衰弱，性倒錯，ヒステリーに罹患しやすくなり，第三世代に至って，精神病が出現，第四世代で重篤な知的障害に至り子孫が生まれなくなるという学説を展開した。このため，Lamarcke は，Darwnism に反対する反動的な学者として紹介されることもあるが，これは大きな誤解であって，Lamarcke の活動時期は18〜19世紀であって，獲得形質の遺伝という考えは当時の一般的な認識を踏襲しただけであり，Lamarcke 自身は，Darwin の進化論の基盤となる「生物が進化する」という考えを準備したむしろ先進的な学者であった。Morel 自身も南仏で献身的に患者・家族を診療していた医師であり，変質学説は発表の当初は，特定の価値判断とは独立した中立的な学説であった。Morel を引き継いで変質学説を完成させたのはイタリアの精神科医 Cesare Lombroso であり，『犯罪人論』において，「大きな眼窩」「高い頬骨」「痛覚の鈍麻」などを犯罪者の特徴として列挙し，人類学的にみれば，これらの特徴は原始人の遺伝的特徴へのいわゆる先祖返りであると主張され，Morel の学説と併せて，世代を追うごとにこうした先祖返りが起こると考えるのが変質学説のあらましである。当初純粋な学問的な学説であった変質論は，しか

しながら，Gobineau あるいは Nordau といった評論家において人種的な偏見や前衛芸術への価値判断を加えられて世俗化して一般に流布する一方で，20世紀の初頭には，フランスでは政府によって公認されて保健行政に取り入れられ，ドイツでも現代精神医学の父，Emil Kraepelin にも擁護されていて，深刻な影響を社会に与えるようになった。さらに，混血により変質が促進され，それが西洋文明の頽落をもたらすといった考えから，変形した形でナチスの優生思想および劣等種の根絶の思想に連なっていく。

「てんかん性格」との関連においては，20世紀初頭まで，変質学説の残響は十分影響力を持った形で残っており，「特定の人の振る舞いから，それはてんかんを持っている人だと判断し，後をつけていったらやはりそうであった」といった若干脱線気味の記載もみられるほどであった[4, 19]。「てんかん性格」が，こうした変質学説の残響から完全に袂を分かち，疫学的検討に耐えうる現在の形となったのは，Gibbs[9]や Gastaut[6]の尽力により，ようやく20世紀後半になってからだと考えてよいであろう。

Ⅲ．「てんかん性格」，"state" か，"trait" か

「てんかん性格」という用語には，常態的に一定の行動パターンが存在しているという意味と，不可逆性という２つのニュアンスが含まれている。しかしながら，この２つは実際には常に併存しているとは限らないということは，「てんかん性格」を考える上で重要である。英語の "state" は「状態」，"trait" は「特性」という意味であるが，「てんかん性格」に関しては，この "state" か "trait" かが１つの学説の軸となっていると考えると整理がしやすくなる。"State 説" に与するとすれば，「性格」という用語における非可逆性および常態的に一定の行動パターンをとるという２つの特性の双方ともが否定されることになるが，"trait 説" をとる場合には，少なくとも一定期間常態的に一定の行動パターンをとることが主張されることになる。しかしながら "trait" 的な見方に立つ場合でも，必ずしも非可逆的だということを意味するわけではないことに注意を払っておく必要があろう。変質学説は，"trait 説" の最

も極端な形と言える。

"Trait説"に基づく研究としては，MMPI[5]およびBear-Fedio-Inventry[1,24]と呼ばれるてんかんに特化した行動パターンの評価尺度が主に用いられてきた。側頭葉てんかんを対象とした場合，10%弱程度で一定の性格傾向がみられると一般的には言われているが[18]，論文によって調査結果は大きく食い違っていて，母集団の選択が結果に大きな影響を与えていると考えられている。"Trait説"と"state説"において現在，論争の焦点になっているのはいわゆるてんかん性不機嫌症である[22]。不機嫌症は，いわゆる「てんかん性性格変化」"Epileptische Wesensänderung"の中核症状であって，20世紀の前半にはなお盛んに強調されていた[19]。「てんかん性性格変化」のコンセプトは，疫学研究の結果や，実際にはその状態が可逆的であることなどから，20世紀末までには支持されなくなったが[18]，その代わりに提唱されたのが，Blumerによる発作間欠期不機嫌症"interictal dysphoric syndrome"の概念である。Blumerはスイスで医学教育を受けた精神科医であって，ドイツ精神医学の「てんかん性性格変化」あるいは不機嫌症の概念を当然知っていてそれを改変したのだと考えられる[3]。これを引き継いだのが，Kannerの"Dysthymic-like disorder with intermittent symptom"であり，てんかんにおける抑うつは，いらいら感が目立つという点で，通常のうつ病とは違っているという視点が強調されているが[14]，いずれにしても"trait"ではなく，"state"の視点からの概念であることは間違いない。

次の節で取り上げるように，側頭葉てんかんにおける「てんかん性格」論は"trait"よりも"state"説に大きく傾いており，むしろ若年ミオクロニーてんかんにおいて，"trait説"的見方が現在も有効性を保っている。

Ⅳ．側頭葉てんかんにおける「てんかん性格」

変質学説から決別した1950年代以降の「てんかん性格」の検討は，そのほとんどが側頭葉てんかんに注力されてきたと言ってよい。これには2つの大きな流れがあり，その1つは，WaxmanとGeschwindの過剰連結仮説に基

づく特異な行動パターンの強調である[26]。彼らは、粘着性、細部へのこだわり、過剰な道徳性・宗教性、過剰書記といった症状がその特徴であると指摘し、てんかん放電の繰り返しによって、情動を司る辺縁系と感覚の受容器である新皮質との連結が過剰になることがその原因であるという仮説を提示した。いわば、逆バージョンの離断症候群であり、発表当初は大きな影響を与えた考えであり、先に紹介したてんかんに特異な評価尺度である Bear–Fedio の質問紙表は、この Geschwind の過剰連結仮説に基づくものである。

　先ほどの Blumer の interictal dysphoric syndrome では、古典的なてんかん性不機嫌症の特徴であるいらいら、怒り、攻撃性に加えて、過剰な倫理性と宗教性も指摘されていて[3]、Geshwind 症候群と類似した臨床的な状態を指摘しているが、この状態は、可逆的な情動の状態、すなわち、明確に"state"として記載されており、Geshwind 症候群が非可逆的とは言わないまでも脳のてんかんによる再組織化による准"trait"として記載されているのとは概念的には大きく異なっている。Kanner の"Dysthymic–like disorder with intermittent symptom"は、この Blumer の方向性をさらに進め、ドイツ的なてんかん性不機嫌症あるいは「てんかん性性格変化」の痕跡は完全に払拭され、基本的には側頭葉てんかんに比較的特異ではあるが単なる気分障害の一亜型として記載されていて、純然たる"state"であって、てんかん性格とは無関係な術語となっている[14]。

　臨床的には、Geschwind 症候群や Blumer の記載したてんかん性不機嫌症の存在は、てんかん外科手術後の精神症状の発現率を高めることが知られている[11]。術前の粘着性や攻撃性といった「てんかん性性格変化」は、術後には「うつ病」に内転する（＝"turning–in"）という有名な Pond の観察は[23]、部分的には内側側頭葉てんかんにおいては、てんかん外科手術後、一過性にうつ病が出現するという最近の Wrench らの優れた研究によって裏打ちされた[27, 28]。これなどは、一見、どうみても不可逆的な"trait"であると考えられた状態が、実際には可逆的であったことを証明した事例であろう。

V．若年ミオクローニーてんかんにおける「てんかん性格」

　若年ミオクローニーてんかん（あるいは特発性全般てんかん）においては，Dieter Janz が"ein erwachsener Kind"と呼んだ特性"trait"が観察される[12]。利害損得を考える前に純粋な情動が発露する傾向があり，天真爛漫とも表現することができるが，一定の規律でもって自分を律することが難しい場合もある。側頭葉てんかんにおける性格特性が，"state"であれ"trait"であれ，長期間てんかん性放電に暴露され続けることによって後天的に獲得された形質であるのに対して，若年ミオクローニーてんかんの場合には，基本的には"trait"であって，むしろ行動特性は家族のほうにより強く発現している場合もある。なお，Janz は，覚醒てんかんと睡眠てんかんの対比として，若年ミオクローニーてんかんと側頭葉てんかんの性格特性を描出したことを付け加えておきたい。Janz の覚醒てんかんの性格特性は一時忘却されていたが，昨今再び注目されつつある[2]。

VI．薬剤性疑似「てんかん性格」

　Topiramate などは側頭葉てんかんの罹病期間が長い場合，粘着性を強化する場合があり[21]，zonisamide も同様の傾向があるが，ベンゾジアゼピン，phenobarbital，phenytoin などは，知的障害が背景にある場合，軽度であっても，攻撃性を増大させることがある。最近上市された perampanel も知的障害が背景にある場合，用量依存性に攻撃性を増大させる場合がある[10]。さらに levetiracetam に関しては，中止して初めてそれがその人の本来の性格ではなくて，薬剤による行動特性の変化だったことがわかる場合があるので要注意である[15]。いずれも"state"を"trait"と見誤った場合，treatable な病態を，固定した「てんかん性格」とみなしてしまう危険があるので，意識しておく必要がある。

VII. 『カラマーゾフの兄弟』から「てんかん性格」を考えてみる

　『カラマーゾフの兄弟』の作者，ドストエフスキーはてんかんを持っていたことで有名であるが，そのてんかん分類については，2人の20世紀後半のヨーロッパにおけるてんかん学の泰斗，フランスのGastautとドイツのJanzの間で論争が繰り広げられたことでもよく知られている。Gastautは特発性全般てんかん説[7,8]，Janzは側頭葉てんかん説を主張している[13]。カラマーゾフの兄弟の父親，フョードルを殺害したスメルジャコフは，てんかんに罹患していたが，時に強直間代発作と思しき発作の重積状態を起こしている[25]。特発性全般てんかんにおいて重積を起こすことがほとんどないことから考えると，スメルジャコフの発作は焦点性てんかんであったことが推察される。さらにスメルジャコフの行動特性もJanzのいう睡眠てんかんあるいは側頭葉てんかんを彷彿とさせる。他方で，登場人物の中で，直情径行で，父殺しを疑われた長男のドミートリィの行動特性は，特発性全般てんかん的であり，生きることと直接的に深く連動するといった精神病理学で重要視される印象は，むしろ特発性全般てんかんのほうとより直線的に関連するように思われる。いずれにしても，「てんかん性格」の議論は，汲めども尽きぬ病跡学的，精神病理学的な発想の源になってきたことも指摘しておきたい[16,17]。

VIII. ま と め

　「てんかん性格」という用語の歴史的な問題性を概観した上で，"state"か"trait"かという問い，側頭葉てんかんと若年ミオクロニーてんかん，薬剤性の疑似「てんかん性格」，てんかんの病跡学など，「てんかん性格」をめぐる問題点を列挙した。

文　献

1) Baishya, J., Rajiv, K.R., Chandran, A. et al.: Personality disorders in temporal lobe

epilepsy : What do they signify? Acta Neurol. Scand., 142 ; 210-215, 2020.

2) Baykan, B. and Wolf, P. : Juvenile myoclonic epilepsy as a spectrum disorder : A focused review. Seizure, 49 ; 36-41, 2017.

3) Blumer, D. : Dysphoric disorders and paroxysmal affects : Recognition and treatment of epilepsy-related psychiatric disorders. Harv. Rev. Psychiatry, 8 ; 8-17, 2000.

4) Clark, L.P. : The psychobiological concept of essential epilepsy. J. Nerv. Ment. Dis., 57 ; 433-444, 1923.

5) Foran, A., Bowden, S., Bardenhagen, F. et al. : Specificity of psychopathology in temporal lobe epilepsy. Epilepsy Behav., 27 ; 193-199, 2013.

6) Gastaut, H., Roger, J. and Lefevre, N. : Différentiation psychologique des épileptiques en fonction des forms élecrocliniques de leur maladie. Revue Psychologique (App.), 3 ; 237-249, 1953.

7) Gastaut, H. : Fyodor Mikhailovitch Dostoevsky's involuntary contribution to the symptomatology and prognosis of epilepsy. William G. Lennox Lecture, 1977. Epilepsia, 19 ; 186-201, 1978.

8) Gastaut, H. : New comments on the epilepsy of Fyodor Dostoevsky. Epilepsia, 25 ; 408-411, 1984.

9) Gibbs, F.A. and Stamps, F.W. : Epilepsy Handbook. Thomas, Springfield, 1953.

10) Goji, H. and Kanemoto, K. : The effect of perampanel on aggression and depression in patients with epilepsy : A short-term prospective study. Seizure, 67 ; 1-4, 2019.

11) Inoue, Y. and Mihara, T. : Psychiatric disorders before and after surgery for epilepsy. Epilepsia, 42 (Suppl.6) ; 13-18, 2001.

12) Janz, D. : Die Epilepsien. Thieme, Stuttgart, 1969.

13) 兼本浩祐 : てんかんと病跡学. 精神医学, 43 ; 175-182, 2001.

14) Kanner, A.M. : Depression and epilepsy : A new perspective on two closely related disorders. Epilepsy Curr., 6 ; 141-146, 2006.

15) Kawai, M., Goji, H. and Kanemoto, K. : Differences in aggression as psychiatric side effect of levetiracetam and perampanel in patients with epilepsy. Epilepsy Behav., 126 ; 108493, 2022. (doi : 10. 1016/j.yebeh.2021.108493)

16) 木村敏 : てんかんの人間学. 東京大学出版会, 東京, 1980.

17) 木村敏 : 直接性の病理. 弘文堂, 東京, 1986.

18) Klosterkötter, J. : Epileptische Wesensänderung. In : (ed.), Schüttler, R. Organische Psychosyndrome (Tropon-Symposium, vol.8), Springer, Berlin, p.69-82, 1993.

19) Mauz, F. : Zur Frage des epileptischen Charakters. Zbl. Neurol., 45 ; 833-835, 1927.

20) Morel, B.A. : Traité des dégénérescences physiques, intellectuelles et morales de l' espèce humaine et des causes, qui produisent ces variétés maladives, Volume 1. Baillière, Paris, 1857.

21) Mula, M., Trimble, M.R. and Sander, J.W. : Are psychiatric adverse events of antiepileptic drugs a unique entity? A study on topiramate and levetiracetam. Epilepsia, 48 ; 2322–2326, 2007.

22) Mula, M. : The interictal dysphoric disorder of epilepsy : Legend or reality? Epilepsy Behav., 58 ; 7–10, 2016.

23) Pond, D.A. : Psychiatric aspects of epilepsy. J. Indian Med. Prof., 3 ; 1441–1451, 1957.

24) Rodin, E. and Schmaltz, S. : The Bear–Fedio personality inventory and temporal lobe epilepsy. Neurology, 34 ; 591–596, 1984.

25) Voskuil, P.H.A. : Epilepsy in Dostoevsky's novels (1821–1881). Front. Neurol. Neurosci., 31 ; 195–214, 2013.

26) Waxman, S.G. and Geschwind, N. : The interictal behaviour syndromes of temporal lobe epilepsy. Arch. Gen. Psychiatry, 32 ; 1580–1586, 1975.

27) Wrench, J., Wilson, S.J. and Bladin, P.F. : Mood disturbance before and after seizure surgery : A comparison of temporal and extratemporal resections. Epilepsia, 45 ; 534–543, 2004.

28) Wrench, J.M., Rayner, G. and Wilson, S.J. : Profiling the evolution of depression after epilepsy surgery. Epilepsia, 52 ; 900–908, 2011.

てんかんにおける人間関係

抄録：てんかんにおける人間関係について，その極端な範例として，居住型てんかん病棟での数十年前の経験を再録することで紹介した。対人的距離の近さがその中核的な特性であり，そのことがもたらすマイナスとプラスの側面について論じた。てんかん性という特性がもしあるのだとすれば，それは騒ぎが起きた時に，騒ぎの渦中に自ら近づいて行くという点でトラブルを引き起こすもとにもなるが，今を生き生きと生きるという生きる喜びとも深く関連する可能性を指摘した。

Key words: *temporal lobe epilepsy, interpersonal relationship, intra festum*

I．はじめに

頻度はそれほど高いわけではないが，てんかんに伴って時に特徴的な行動特性がみられることがある。例えば有名なドストエフスキー[注]の『カラマーゾフの兄弟』の登場人物であるアリョーシャは，明朗快活，友好的で裏表のない誰にでも好かれる好青年として素描されているが，良くも悪くも今を生きる若年ミオクロニーてんかんを持つ人の人柄を活写しているところがある[3,5]。長男ドミートリィの直情径行もそうである。こうした若年ミオクロニーてんかんの行動特性が家族集積する傾向があるのに対して，側頭葉てんかんの約8％程度にみられるとされる几帳面・粘着的と表現される行動特性は[7,9]，

注：ドストエフスキー自身は別のタイプのてんかんであった可能性が高い。

側頭葉てんかんそのものによって後天的に形成されると考えられており，いわゆるゲシュビント症候群あるいはベア・フェディオの皮質辺縁系過剰連結などがその病態形成の機序として想定されてきた[1]。

　本稿では，対人関係の特性が臨床上大きな問題となる場合がある側頭葉てんかんに特に注目し，その対人関係の特徴を取り上げたい。それを論ずる上で，四半世紀前に筆者がてんかん病棟で経験した，極端ではあるが範例的な事例[4]を再提示し，その後，それについて若干の考察を行いたい。

Ⅱ．事 例 提 示[4]

〔事例〕M，女性，27歳
　既往歴：出生・発達に特記すべき所見なし。10ヵ月で発熱時に30分間にわたる発作重延状態を起こしている。発作の左右差は気づかれておらず，発作後麻痺も認められていない。

　個人歴・行動特性：大学卒業後，様々な仕事を転々としているが，ほとんどの場合，職場の特定の同性に対する反感がこうじて退職を繰り返している。自分が転職を繰り返す理由は，同性の同僚との関わり方のためであることを本人も自覚しているが，特定の同性に対するこの関わり方は自我親和的で，本人には特に直すべき点としてはとらえられていない。どちらかといえば寡黙であるが，行動は果断で大学の選定，就職・退職の決定もすべて自分1人で即決し実行している。

　現病歴：4歳頃から，「キューッとしまるような」痛みを腹部におぼえるようになり，それと同時に意識消失してその場の状況とは無関係なことを喋る発作も出現してきた。本院受診後，それまで平均5〜6回/月の割合であった発作が1〜2回に減少し，上記の痛みの前兆がなくなって漠然とした上腹部不快感だけが残るようになった。「腹痛」発作は5〜6秒持続し，そのまま終わることもあれば意識消失発作に移行することもある。意識消失発作は，最初左に向反し，その後その場の状況とは無関係なことを喋る言語自動症を伴うもので，1分前後の持続，1〜2回/月の頻度で起こっていた。二次性全般

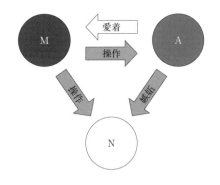

図1　第1エピソード
●：パラノイア的，●：感応

化を起こしたことはいままでない。発作後のもうろう状態は，時に激しい興奮状態を引き起こし，繁華街で発作を起こした時には土産物屋で大暴れし，30分程度でおさまったが，警官2人，消防団員2人がそれを抑制するのに必要であったことがあり，また一度は，もうろう状態で自分の首筋を2ヵ所刃物で深く抉り，外科的な処置を必要としたことがある。

　神経学的・神経心理学的現症：神経学的に特記すべき所見なし。神経心理学的には，WAIS（Wechsler Adult Inteligence Scale）で，言語性IQ85・動作性IQ95，全IQ88であった。

　放射線学的所見：MRIのT2強調画像で，右海馬に軽度萎縮と高信号域がみられた。

　脳波所見：9c/sのα波を基礎律動とし，多数のδ及びθ波を混ずる背景波。浅眠時には，右前側頭部に反復して棘波が出現する。

　Mを中心とした対人関係によって引き起こされた病棟内の出来事は，大きく分けて次の3つのエピソードからなっていた。なお本事例においててんかんの外科手術は，発作時脳波が両側起源であったため断念されている。

　第1のエピソード（図1）：軽度知的障害を伴う患者A（19歳，側頭葉てんかん）との間の三角関係であり，中等度知的障害を伴う別の患者N（20歳，レンノックス症候群）を挟んで，Aはこの三角関係の中で孤立させられ，最終的には刃物を振り回すに至って退院を余儀なくされたものである。AとM

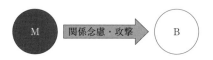

図2　第2エピソード

は入院後2〜3日以内には一緒にいない時がないほど親密な関係になったが，Mが外見上は通常の社会人であるのに対して，Aは小学校3年生程度の振る舞いをする人で，この結びつきは強い違和感をスタッフに抱かせた。Aは，同性の「友達」をつくることを希求していて，一端「友達」になると自分が1日中相手を完全に独占しようとし，その友達に近づく他の人間に激しい嫉妬を燃やし，それまで何度もそのためにトラブルを繰り返していた。MとAとの関係は出会って1週間後には対立関係に転じたが，これはMがAの嫉妬心を意図的にかきたてるためにNへと接近したことが理由ではないかと事後的には推察された。というのは，Aが嫉妬のあまり刃物を持ち出して退院となった後，MとNとが親しげに話しているところを目撃することがなくなったからである。NとMとの間にはその後も特にトラブルはなく，接近していることも観察されなかった。

第2のエピソード（図2）：その後同室となった患者B（30歳，側頭葉てんかん）にかかわるもので，MはBが「自分の行為をあてつけのように真似る」と訴え，Mの非難に耐えきれずにBが退院するまで繰り返したものである。Bも，もともと関係念慮を抱く傾向があり，また感情的に脆く，他人の批判に耐えられないところがあった。Mの訴えは当初は，Bが自分をいつも変な目でみるというものであったが，次第に上記したような自分の行動をBが真似るという訴えにエスカレートしていった。この訴えは「自分が朝起きて，左手で頭を掻くと，Bも同じように左手で頭を掻く」といった奇妙な具体的表現に富んでいたが，病棟内での日常生活，看護スタッフ・主治医との関係は落ち着いており，この間に美術作品をコンクールに出品し優勝するなどしており，訴えはBとの人間関係に限局していた。興味深いことには，このようにMによってあからさまに攻撃され，自身もMに対する不満を我々

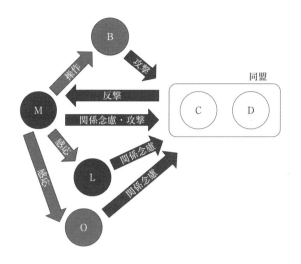

図3　第3エピソード

スタッフに訴え，それが高じて入院を継続できなくなったにもかかわらず，Bは，退院してからは，次に述べる第3のエピソードでMの敵対者となるCの悪口を電話でMに吹き込まれ，これを病棟の他の患者に電話を通じて広めるという形で，一種のMの拡声器のような機能を果たすようになったことである。

　第3のエピソード（図3）：Aの退院後，自分の支配を受け付けない勝気な同室の患者C（26歳，側頭葉てんかん）に対して，行われた。Mはまず，「Cが自分を変な目付きでみる」という被害感で同室の患者L（27歳，側頭葉てんかん）を感応させ，Lは，Mと同じ口調で「Cは自分が部屋に入っていくと変な目で自分を見るし，影で自分の悪口を言っている」と看護スタッフに訴えるようになった。さらに，Mは，Lとの連名で「Cのような人とは一緒の部屋ではすごせない」という手紙を書いてCに手渡し，患者Cが別の部屋に移動せざるをえない状況を作り出した。そしてさらに，Cの移動先の部屋にいた患者O（24歳，部分てんかん，転換性障害）を同様の被害感に感応させ，患者Cへさらに追い打ちをかけた。患者Oは，「Cがヒソヒソと自分の悪口を言っている，Cの自分を見る目がおかしい」と看護スタッフに訴え

110　第3部　精神科的てんかんおよびてんかんに関連する精神科における診療

るようになったが，Mの退院後，ただちにこの訴えは消失し，Cとは良好な関係となった。これに対して，Lは「Cが自分の悪口を言っている」という被害念慮とともに夜中に物音が耳について眠れない等の症状が出現し，この症状は，Mが退院した後，尚，2ヵ月間持続し，精神症状のコントロールのために抗精神病薬の投与，抗てんかん薬の減量を必要とした。Lは元来，内向的な性格で，発作のため高校卒業後は家業を手伝い，家族以外の対人関係は入院までは希薄であった。これに対し，患者Oは，病歴的には心因性の視覚障害があり，てんかん発作以外に，心因性非てんかん性発作，心因性の歩行障害が入院後観察され，異性関係でも入院中何度か問題を起こしている。Cに対するMの攻撃は，Cに同調するD（23歳，側頭葉てんかん）をも含めた争いに発展し，CとDを足で小突くといった実力行使にまで及んだが，Mが退院となり闘争は終了した。しかし，両者のいがみ合いは，Mの退院の当日まで続き，Mが退院する日，迎えにきたMの両親に対して，DがMの悪口を訴えようとするのをスタッフが必死に制止せねばならない一幕があった。知的水準に関しては，C，Dは正常，B，L，Oは正常下限であった。

Ⅲ．病棟における集団凝集性

　集団凝集性の高い精神疾患に関しては，非定型精神病における家族力動の研究が有名である[6]。てんかんにおいても同様の家族研究はある[10]。しかし，病棟における集団力動の問題は，集団凝集性が特に高いとされるアルコール依存症を中心として論じられ[11]，同じく高い集団凝集性を示すと考えられるてんかんに関しては[7]，てんかんを持つ人が多人数で一ヵ所に集まり集団生活を行うといった場面が，これまであまりなかったことから，主題的に論じられることはなかった。今回再提示した事例[4]は，2～4ヵ月程度の入院期間を標準とするてんかん専門病棟での筆者の経験を紹介したものである。ドイツ・ベーテルのてんかんセンターをモデルとして，本邦においては静岡，宮城，宇多野（京都府）などの各地でてんかんセンターが設立され，小平（東京都）の国立精神・神経センター（当時）も同じく包括医療を目指すてんかん専門

表1　入院契約

・病棟におけるいくつかの行事（作業療法，運動療法
　等）に参加する
・起床消灯時間を守る
・部屋替えは主治医・看護スタッフが決める
・規則や入院態度に関して他患を指導するのは主治医・
　医療スタッフの役目である
・入院治療は，これらの規律を遵守することに同意した
　場合にのみ可能であり，同意できない場合には，外来
　治療でやっていく

以上の約束を患者および家族のうちで中心となるメンバーを交えて確認し，その日の担当看護師にも同席してもらい，病棟全体と家族をも含めた患者との間の契約という形をとる。

病棟を持っていたが，現在は宇多野と小平のてんかん専門病棟は廃止され，静岡と宮城の２つの施設が残るのみとなっており，専門病棟での体験が今後紹介される機会はますます少なくなるであろうと推察される。なお現在，脳外科を中心として急速に全国に設立されつつある数多くのてんかんセンターは，てんかん外科手術を中心とした全く別種のてんかんセンターである。そこでは患者間の集団力動が今回提示したような形で問題となるような共同生活はほぼ存在しないと考えられる。

Ⅳ．入院前の治療契約

　国立病院機構宇多野病院の関西てんかんセンターでは，入院時，表１のような契約を行っていた。例えば，第２，第３のエピソードを解決するためには，対立する患者同士にある程度の物理的距離を取らせるため部屋替えをする必要があったが，部屋替えの際，両者は自分の方が正当であり，不当行為を働いた者が部屋を出るべきであると相互に主張し互いに譲らないことが多い。この水掛け論は話し合いによって解消することは非常に難しく，水かけ論を棚上げにし，部屋替えは主治医と看護師長が決定するという入院当初の約束事項を楯として押し切る必要があった。また，第３のエピソードでＭと

対立することになったCとDは，例えば，Mは仲間の輪に入らず自分勝手な行動をして病棟の雰囲気を悪くしていると主張し，Mに直談判しようと何度もしたが（現に何度かは行い大きなトラブルになったが），病棟の統制に関して注意すべきことがあれば注意するのは主治医・看護スタッフの役目であることを伝えてスタッフの目の届かないところでの直談判を出来る限りさせないように工夫した。

Ⅴ．てんかん病棟での対人関係の特徴

　第一に，多くの患者は接触過多，干渉過多という特徴を示す。一方では，このことは，患者間の相互扶助が活発であるという長所ともなり，入院してすぐに十年来の知己のごとき親しい関係となって仲間ができ，自分には発作があるということを何の遠慮もなく開示しながら安心して生活できるという状況が生まれやすい。それを通して自分は決して1人ではないということを知る得難い体験をする方も多い。しかし，他方ではこの長所は，自分の主張を他患に押しつける干渉ともなる。この対人接触，対人干渉は，自我親和的で，干渉という形をとるにせよ，自分の気に入ったグループ内での一体感という形をとるにせよ，自覚的には「正義」として受け止められる傾向が強い。第二に，小さくは病室内での，大きくは病棟内での覇権争いが絶えず存在する。医療スタッフが介入しない場合には，病室内では誰かが覇権を握るという形を，また病棟全体では主導的なグループが覇権を握るという形をとることが多く，グループから阻害された集団ないし個人は，退院を余儀なくされたり，暴力等の行動化によってこれに対抗するという事態が今回紹介したエピソードのように観察されることがあった。たまたまリーダーになった人が対人配慮に長けた成熟した人の場合には，素晴らしく治療的な環境になることがあり，医療スタッフが介入するよりも多くの仕事を成し遂げてもらえることがある一方で，この覇権争いを放置すると病室内では誰かが牢名主のようになり主治医・医療スタッフとの二重権力状態が生じて治療を阻害することになる場合もあり，病棟内の対人関係について継続的な見守りは必須であ

った。第三は，他患に病棟内の規則を遵守させることへの強い情熱である。例えば，煙草を，喫煙コーナー以外で吸っている患者を非難するある患者は，入院する際に約束した運動療法への参加を渋り，更に，この患者の運動療法へのやる気のなさを，自分も同様に中途半端な参加の仕方しかしていないまた別の患者が非難するといった具合にである。規則は，自分のほうが正義であることの錦の御旗として使われるとともに，どこまでそれを破ることができるかという点において，スタッフとの力比べの道具としても用いられることがあった。病棟は，こういった過干渉，グループ間の対立，一方的な正義の主張によって，人熱れのするような濃密な対人関係が交錯する場となることもあったが，不思議なことに少なからぬ患者がこの雰囲気に速やかに馴染み，退院に抵抗し，退院してからは懐かしそうに通院日毎に病棟に遊びに来るといった様子が観察されていた。

Ⅵ．症例 M をめぐる対人関係の特徴

　症例 M の病棟内における他患との交流の仕方は，極端な例ではあるが，てんかん病棟内での対人関係の範例であり，症例 M とともに，本稿で紹介したいく人かの患者の行動も病棟で問題が生ずる場合の対人交流上の特徴を示していた。例えば，症例 C は，他患に対して基本的には世話好きであったが，自分のグループに属さない患者に対しては非常に厳しい態度で臨む傾向があり，また，症例 D は，他患に対して過干渉で，何かを思い込むと自身の主張の正しさを信じて疑わず，医療スタッフに対してさえ自らの一方的な正義を激しく主張するところがあった。これらの行動特徴が，両人が症例 M と闘争を開始した原因となっていたことは確かであり，その意味では，病棟内で観察された対人交流上の問題は，1 つには個々の患者の周囲に対する一般的な構えをそのまま反映していたものと考えられた。しかし，他方で，てんかん病棟以外の場面における対人的交流パターンとは異なった交流パターンを示した患者もいて，例えば，症例 L は，普段は，隣人を敵と味方に分けて闘争するといった性格とはほど遠い振る舞いをするおとなしい人であったし，症

例Оも，依存や甘えは示すことはあっても，症例Мの影響を受けていない時には，他患に対して被害感を持つような傾向は認められなかった。強烈なキー・パーソンの周囲を衛星のように同期してめぐり二人組精神病を呈したＬやОのような患者の存在から言えることは[2]，てんかん病棟そのものが，そもそも元来はその人の中に潜在的にしか存在しない「人いきれのするような濃密な対人関係」への傾斜を顕在化すべく機能する可能性があるのではないかということである。

Ⅶ．イントラ・フェストゥムへ

　騒ぎが起きた時に，騒ぎの渦中に自ら近づいていくか，それともできるだけ騒ぎの渦中から遠ざかろうとするか。イントラ・フェストゥムとは，木村が発案した言葉の中でももっとも人口に膾炙した表現の１つであり，祭りの中という意味のラテン語であるが，事例Мをめぐる３つのエピソードは，騒ぎがあればそこに出かけていって身を投じようとするイントラ・フェストゥム的な対人関係のあり方を活写しているようにも思われる。体験によって人は鍛えられ成熟していくということを考えれば，こうして人の内へと分け入っていくあり方は人を鍛える。その結果，てんかんを持つ人の生活力はてんかんがあるということのハンディを割り引けば，ドストエフスキーが猫の生活力という言葉で表しているように一般の人よりも却って高いようにも思われる。木村はこうした行動特性におけるてんかん性こそ，全ての人における生きるということの実相があらわになった状態であって，それ無くしては人は生きているとは言えないと高い評価を与えている[8]。てんかん病棟は，元来そのてんかん性が潜在的にしかなかった人の，あるいは主治医を含めた医療スタッフのうちにあるてんかん性をも活性化するところがあったように思う。そしてそれが生き生きと今を生きるということにつながるとすれば，それは確かに一方ではその人を生き辛くさせる障害として表出される場合があるのと同時に，他方では我々の中にある生きる喜びとのつながりを活性化することもあるという視点は重要であろう。

文　　献

1) Bear, D.M. and Fedio, P. : Quantitative analysis of interictal behavior in temporal lobe epilepsy. Arch. Neurol., 134 ; 454-467, 1977.
2) Floru, L. : Der induzierte Wahn. Fortsch. Neurol. Psychiatr., 42 ; 76-96, 1974.
3) Janz, D. : Die Epilepsien. Thieme, Stuttgart, 1969.
4) 兼本浩祐 : てんかん病棟における集団力動―ある側頭葉てんかん患者の他患との関わりを通して―. 臨床精神医学, 21 ; 1095-1101, 1992.
5) 河合逸雄 : てんかん患者の神経症状態―覚醒てんかんの精神病理学的研究―. 精神経誌, 74 ; 38-76, 1972.
6) 河合逸雄, 新宮一成, 藤縄昭 : 非定型精神病の同胞間の力動. 臨床精神病理, 6 ; 67-77, 1985.
7) 河合逸雄 : 意識障害の人間学. 岩波書店, 東京, 1987.
8) 木村敏 : 直接性の病理. 弘文堂, 東京, 1986.
9) Mauz, F. : Die Veranlagerung zur Krampfanfall. Thieme, Leipzig, 1937.
10) 中山和彦, 須江洋成, 高橋千佳子ほか : てんかん患者家族の示す感情表出の特徴―発作非抑制患者に注目して―. てんかん研究, 21 ; 3-10, 2003.
11) 斉藤学 : 入院による集団精神療法の実際. 斉藤学, 高木敏編 : アルコール臨床ハンドブック, 金剛出版, 東京, p.239-250, 1982.

心因性非てんかん性発作

　抄録：知的障害を伴う重症心因性非てんかん性発作（PNES）の20年間の経過を
6つの時期に分けて展望し，その時々の主治医の対応をカルテ，紹介状の抜粋にコ
メントを加える形で提示した。1）知的障害を伴う PNES は，境界性パーソナリテ
ィ障害とは異なり，愛着を診療の枠内で引き受けることはそれほどの困難を伴わな
いこと，2）投薬はケースワークによる環境調節と比べると基本的には有効性は低
く，治療者側の行動化にすぎない場合もあり，特にベンゾジアゼピン系薬剤の安易
な投与は厳に慎むべきであること，3）解離性幻聴にはドパミンブロッカーは多く
の場合，プラセボー効果を超えた有用性に欠けることなどを強調した。

Key words: *psychogenic non-epileptic seizure (PNES), mental retardation, dissociative
hallucination*

I．はじめに

　心因性非てんかん性発作（psychogenic non-epileptic seizure : PNES）の重
症例は，再三の緊急受診，入院時のスタッフとのトラブル，神経学と精神医
学の境目にあるため神経内科医も精神科医も主治医となるのを避けようとす
る傾向など様々の意味で処遇困難となりがちな病態である。今回は14歳から
35歳まで20年以上にわたって経過の記録を閲覧できた重症の PNES 自験例を
提示する。この症例は PNES に対応する上での範例的な問題を示唆しており，
重症の PNES にどのように対応すればよいのかを考える良い題材となると考

118　第3部　精神科的てんかんおよびてんかんに関連する精神科における診療

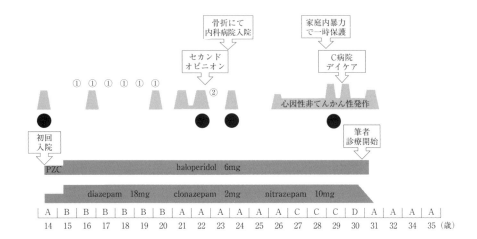

図1　経過図
A〜D：通院／入院施設, ①自殺企図, 自殺念慮, ②失声症, 服薬拒否, ●幻覚・妄想,
PZC：perphenazine

えるからである。今回は, 本症例に関わった9人の医師の紹介状, 退院サマリー, カルテ記載の抜粋をテキストとして提示し, そこでの診立てと対応の問題点を検討するという方法を試みる。テキストは個人を同定できないように本稿の主旨に差し支えのない範囲で改変してある。図1に経過の概要が提示してある。テキストそのものは断片的なので, 全体を通覧するには各時期のコメントを参照されたい。

II. 症 例 提 示

〔第一期〕A病院初回入院時から第1回転院までの経過（14歳〜15歳）
テキスト1：初診時カルテ（医師①）（父母との面談記録）
○父母：人とうまくいかないのでカウンセリングを, と言われて小学校の5年生からカウンセリングを受けている。
○父母：「自分の心の中で相手と対話ができる」「キューピットとキリスト

教の横文字の神様が私をいい子にしてくれる」などと言っている。交信の時の行動は机に座って西を向いて正座し，手で左右の膝をたたく。目がボーっとなってきて，そのうちに祖父に成り代わった。

〇主治医：ちょっと入院して様子を見ては？てんかんはてんかんだと思う。それにヒステリー発作が伴っている。神との交信は幻聴のようです。ヒステリー性精神病というものもあります（話している間，本人は会話が聞こえないかのように応答せず首をくるくる回している）。

テキスト２：退院サマリー（初回入院）（医師①）

診断：てんかん性精神病

家族歴：３歳の時に両親が離婚。兄とともに父に引き取られ，父が再婚した継母の連れ子とともに５人で暮らしている。両親とも不安が高く，実母の母（祖母）に本人のことについては何かと頼っている。

現病歴：10歳頃からてんかんと診断され服薬を開始。月に１回の頻度で時に失禁を伴う全身けいれんがあったとのことであるが，次第にひきつけはなくなり，体を前屈させ頭をバンバンと打ち付ける発作に変化してきた。入院１〜２週間前から，うつろな表情になり正座して左右の膝をたたき「キューピットと交信している」といったりする奇妙な言動が出現。初診時，意識変容と思われる奇妙な言動とともに急に立ち上がり拳銃の真似をして狙いを定める動作があり，医療保護入院となった。

入院後，抗てんかん薬の投与を開始。次第に落ち着きスタッフに対して子どもっぽく甘える場面が多くなり，必要以上に甘えてスキンシップを求める様子となった。春から養護学校入学が決まり症状も落ち着いたため，本人は退院への不安を訴えたが入院110日目に退院となった。メジャー・トランキライザーを中止したところ幻聴が増強したため再開されている。入院中発作は出現せず。

退院時投薬内容：carbamazepine 500mg, diazepam 6mg, perphenazine 6mg, biperiden 3mg, amobarbital 150mg, estazolam 2mg，ベゲタミンＡ１T

検査所見：WISC-R にて IQ が58。CT で前頭部に軽度萎縮がある。

テキスト３：退院後経過

　幻聴の訴えは時々あるも，発作は養護学校の球技大会で１回出現しただけ。この間にベゲタミン，amobarbital，diazepam は中止され，代わりに fluni-trazepam が追加された。通院は親に送ってもらっているために退院後９ヵ月目に近隣の単科精神科病院である B 病院へ父母が希望して転院となった。

　コメント：カルテから判断する限りかなり的確な観察が行われている。１）軽度精神遅滞が背景にあること，２）10歳頃からけいれんを伴う意識消失発作があり，これが現時点では薬剤を変更する前から自動症様の症状を伴う意識消失発作に変化していること，３）入院直前から意識変容を伴う幻覚妄想状態がありこれが入院のきっかけとなり，これらの所見を総合しててんかん性精神病という診断が下されている。特徴的なのは幻覚妄想の一部は憑依性精神病を含み，解離性幻覚の特徴を示していることである。主治医も意識消失発作には心因性のものが混じているのではないかと強く疑っている。発作症状と精神症状の境界が明瞭でないことも典型的なてんかん性精神病には当てはまらない。また，てんかん性精神病にしてはてんかん発症と精神病発症の潜伏期間が短い。解離性幻聴を伴う PNES に，てんかん発作が併発しているか（あるいはしていないか）が判然としない状態と解釈するのが最も妥当なように思われる。逸脱行動に切迫感・緊張感はない点も解離性幻聴を示唆するもう１つの要因である。

　処方上の問題としては，diazepam, amobarbital, ベゲタミン（phenobarbi-tal 含有）など慣れが生じ，かつ知的障害のある患者では脱抑制による行動異常を助長する可能性のある薬剤が投薬されていた点であるが，20年前という時代状況を考えると致し方がないと思われる。養護学校への橋渡しという社会的環境の整備を行い，安易な長期入院を避けている点も PNES への対応として評価ができる。

〔第二期〕B 病院での経過（15〜20歳）

テキスト４：B 病院からの紹介状（医師②）

診断：てんかん性精神病

貴院紹介以降当院でフォロウしてきた患者です。2回入院しております。養護高校卒業後，作業所に通所していたが本人の強い希望で祖母宅に移ることになり，近医である貴院への紹介を希望されました。てんかん発作はほとんどなく，何度か倒れている発作はヒステリー性のもののようです。

転院時投薬内容：carbamazepine 1,050mg, diazepam 18mg, perphenazine 6mg, biperiden 3mg, flunitrazepam 2mg, amobarbital 120mg, clonazepam 2mg, nitrazepam 10mg

テキスト5：B病院から転院後初診時カルテ（医師③）

両親離婚後，家庭環境複雑で，食事もろくに与えられず，ご飯にトイレの水をかけて食べ，着るものも満足に与えられなかった。中学入学後，けいれん発作と幻聴があり。B病院転院後は，自殺念慮，自殺企図のため入退院を繰り返したが，この時には幻聴はなかった。食べ物も満足に与えられない状態であったため祖母（母方）がかわいそうに思い，20歳時になってから引き取って生活を始めたが，祖母の目から本人を見ても何もやらない怠け者に見え，母親と似ていると感じられている。祖母も本人の目の前で平気で本人の悪口を言うなど必ずしも配慮の行き届いた人物ではない。

コメント：B病院では自殺企図，自殺念慮などの訴えと逸脱行為のため2回の入退院をしており，いずれも1〜2ヵ月程度の入院であった。養護学校と作業所に通っているこの時期は，社会的資源の投入は適切に行われており，心因性発作の回数は必ずしも多くはなく，処遇面からは通常の精神科受診患者群と大きな相違はなかったものと推察される。診断に関しても起こった発作はてんかん発作ではないとの的確と思われる評価がなされており，てんかん性精神病という前医から引き継いだ診断に難はあるものの，B病院で直接観察した事柄ではなくこの点については致し方ない。B病院の治療における最大の問題はベンゾジアゼピンが大幅に増量になっていることであろう。この処方は筆者が受け持ちを引き継ぐまで継続されることになる。

B病院から出戻りとなってA病院で主治医を引き継ぐことになった医師③の初診時評価は，本人の言い分をかなり取り入れ，家庭内での虐待の問題，誰が主導して転居をしたかという問題などがB病院からの報告とは食い違う

形となっており，より当人の気持ちに寄り添う形の病歴聴取となっている。ただし，父母は実際には継続的に当人に関わって病院の通院にも付き添っており，体重減少も見られないこと，また病歴を通じて暴力的な取り扱いを家人から受けたことはないことなど，必ずしも当人が主張するほどの虐待があったとは確信できない部分がある。後日談を言えば当人が主張するほどの虐待は実際になかったようである。

〔第三期〕Ａ病院２回目通院経過（21〜22歳）（医師③）

テキスト６：カルテ抜粋（21〜22歳時）

○私の気持ちを誰もわかってくれない。生みの母は私をいらない子と言っている。新しいお母さんがやってきてひどいしつけ。髪の毛をひっぱられてハエタタキで叩かれた。おばあちゃんもやっかいものと言っている。（延々と話す）

○うってかわってすっきりした表情。お父さんもおばあちゃんも私に怒っているわけではなくて注意をしてくれたんだと思う。おばあちゃんを助けてあげたい。

○祖母の洋服を借りてくる。自分のことは自分でやらなくちゃ。仕事場にも片道30分通っている。あらし（男性アイドルグループ）が好き。

○24時間テレビ（テレビ番組）に手紙。親は責任のなすりつけあい。それを見ていると悲しくなるがあらしを見て24時間テレビを見るととても勇気づけられる。

○仕事がたまっていてがんばらなくちゃと思っていたところ発作が２回。

○仲のいい男性とクリスマスに旅行。パーティはお金がかからないように家でする。

テキスト７：救急搬送時（21歳）（テキスト６のカルテ記載の途中にある他科・他医院からの紹介状とそれへの返信より）

１）自動車の後部座席で交通事故に。興奮状態となり，過呼吸にて搬送される。

２）外で倒れているところを発見され救急搬送。現在は一人暮らし。仕事

もしているし，友達とも遊び，以前より元気にやっていた。祖母は睡眠不足ではないかとコメント。主治医は脳外科にコンサルトし，CT も取って特に問題はないことを確認。脳外科への精神科からの他科依頼にはヒステリーかてんかんか鑑別が難しいとの記載あり（医師③）。救急搬送時の記録では，頻呼吸と無呼吸を繰り返していたとの記載もある。

　３）かぜで近医を受診。待っている間に息ができない，手が震えるなどの症状が出現し，鎮静したところ無動無言となったため A 病院へ搬送。

　コメント：医師③は初診時以降患者の話しをよく聞き，たび重なる救急受診に困惑しつつも受容的な姿勢を貫いている。発作の診断に関してはてんかん発作か心因性の発作かの鑑別が難しいという見解が他科依頼に書かれている。B 病院の主治医②と比べると受容的姿勢が目立ち，患者は周囲の家族への姿勢も変化させ，一人暮らしを始め，テレビタレントへの関心を語り，自殺企図を繰り返していた B 病院での時期より明らかに日常生活は充実しているように読める。他方で PNES は明らかに B 病院通院中よりも増加傾向にあり，身体医療との接触があるたびに心因性発作が誘発される傾向が窺われる。

〔第四期〕A 病院（22～26歳）（医師③から医師⑤）
テキスト 8：カルテ抜粋（22歳時，医師③）
　○２回発作。ぶるぶる体を震わせていた。結婚式とかがあって休みなしで働いていた。12月以降はなかった。発作の時には息が苦しくなって呼吸が速くなってそのうち記憶がなくなる。
　○頭の中で仕事を休んでから声が聞こえる。入院を勧められるも本人は拒否。
テキスト 9：てんかん専門医にコンサルト（医師④）（医師③が次第に増加
　　　　　　する発作がてんかんか心因性発作かの判断に迷い，また家人
　　　　　　も診断について主治医に尋ねるため，専門医にコンサルトし
　　　　　　た際の記録）
　診察中に応答がなくなり，閉眼し全身の力が抜けた状態で椅子に座っている。「てんかんではないと考える」という判断を専門医が本人同席の上で家人

と主治医に説明中，突然無意識に立ち上がり，専門医の首に手をかけて「殺して，殺して」という。それほど切迫した雰囲気ではないため，再度椅子に座らせ説明を続けると，再び立ち上がり当てもなくうろうろと歩き回り始めたため，専門医以外の人達は制止しようとしたが，専門医が少し放っておいて様子を見ようと指示したところ，窓辺においてあった鉢植えを次々に床にたたきつけて割り始めた。この間の本人の記憶はない。

テキスト10：カルテ抜粋（22歳）（医師③）

○受診拒否。服薬拒否。言葉を発さずメモを書くのみ（専門医のコンサルトから2週間後）。

○何か言うとひどい言葉がかえってくる。ノートに書く時には泣きながら書いている。みんなが母を許せという。生きているのがつらい。ずっと仕事場にいろとかいうのは無理。

○女性ボーカルのオーディションを受ける（専門医コンサルトから3ヵ月後）（この間，発作様症状はない）。

テキスト11：カルテ抜粋（23歳）（医師⑤）

○医師③が転勤のため医師⑤に主治医交代。

○精神的には仕事のこと，母にきちがいと言われたことなどでつらい。継母のいじめのことなどを延々としゃべる（主治医が変わってもすぐに前の主治医と同じように話し始める）。

テキスト12：Z単科精神科病院への紹介状(医師④)

買い物で転んで膝を受傷。近医入院した後，心因性発作頻発し，看護婦へ攻撃的になるなど不穏状態で退院を勧告されました。時々つじつまの合わないことを言うといった幻覚様体験も訴えたようです。よろしくご高配をお願いいたします。(Z病院に2ヵ月入院)

テキスト13：カルテ抜粋（24歳）（医師⑤）

○叱られると落ち込んでしまう。自分はどうなってもいいんだと頭をふって叫んだ。昔はこんな時に入ろうと思えば発作に入れたが今は入れない。

テキスト14：カルテ抜粋（25歳）（医師⑤）

主人と話がかみあわない。主人に捨てられるんじゃないかと思うと飛び降

りたり，眠剤をたくさん飲んだり，過呼吸になったり，包丁を持ち出したりする。（25歳時に結婚。行動化が激しく臨床心理士によるカウンセリングが導入される）

テキスト15：救急受診（25歳）

Y医院待合室でかぜの診察を待つ間に発作症状があり搬入される。

コメント：医師③の受容的姿勢を含め2年近く，心因性発作は時折あるものの相対的に落ち着いた状態が続いていたが（第三期），作業所での仕事や行事などで本人の許容範囲を超えた状態が続き，心因性発作が連発するようになり，解離性幻聴と思われる訴えも出現したため，てんかん専門医へのコンサルトが行われた。病歴および診察時の状況からてんかんではない可能性が高いことが示唆されると，本人はその場で激しい解離を起こし，さらにその後失声症を呈したものの，3ヵ月後には何事もなかったかのごとく回復している。

興味深いことに主治医の変更は結局は全体的経過には大きな影響を与えてはおらず，本質的な意味では転移関係は成立していないことを示唆している。この間に最初の結婚をしている。

〔第五期〕C総合病院（26〜30歳）（医師⑤）

テキスト16：女性相談センター入退所（29歳時）

○X日（医師⑤記載）カルテ記載：失神発作。倒れて動かない。目は開き，けいれんなし。「死んだ方がまし」「流産はおまえのせい」と女性の声で聞こえる。（X日）（医師⑤記載）

○X＋1日（医師⑥記載）A病院医師⑦への入院願い：男性によるDVのため一時保護中で，女性相談センターに入所中です。⑤先生のところは男性に知られているので通院できないと言われています。失神発作，希死念慮，死んだら楽になるという幻聴などで集団生活が困難となっています。入院のご高配をよろしくお願い致します。

○X＋3日（医師⑦）：現在のところ，当科での入院は困難と考えます。

テキスト17：D精神科病院への紹介状（医師⑤）

診断：てんかん性精神病

　上記により閉鎖病棟のない当院単独での治療継続は困難と考えられ，救急の際の対応とデイケアなどの日常生活への補助などを宜しくお願い致します。

　テキスト18：カルテ記載（30歳）

　○同居人の胃潰瘍が「あなたのせい」だと紹介内科医師に言われ調子を崩す。保佐人になっている義母が本人を虐待していたことが判明し，このころから1点凝視し全身の脱力発作がさらに頻繁になる。最近ではあばれることもあり，3時間以上続くこともある。虐待などのいやな記憶がフラッシュバックする。

　○診察の最中にも発作あり。

　○D病院デイケアでは2回目から難しいことを言われて発作を起こす。道路や市役所で何度も倒れ救急搬送され，D病院内でも倒れ，以降は倒れた場合にはE総合病院へ搬送することになる。

　コメント：C総合病院ではほぼ週単位で救急外来に発作を起こして搬送され，激しいけいれん様症状を起こす状態であり，研修医がその都度1〜2時間対応に手を取られる状況が断続的に続いていた。最初の夫との争いなどで女性センターの医師も巻き込み激しい行動化を繰り返すため，医師⑤は精神科病院Dに助けを求めるが，D病院でも心因性発作を繰り返すためもてあまされる状態となっている。この間に2番目の夫と結婚している。他方で医師⑤がC総合病院を退職したため，結果としてD精神科病院の医師⑧が主治医という形となり，誰も引き受け手のない状態が生じ，頻回の心因性発作と行動化は収拾がつかないほど増大する事態となった。

〔第六期〕A病院への転院（30〜35歳）

　テキスト19：（D精神科病院からの紹介状）（医師⑧）

　発作症状を頻回に起こし転倒するため，てんかん専門医のいない当院では到底引き受けることができない状態です。曲げて転院をお願い致します。

　テキスト20：初診時（医師⑨）（30歳）

　夫婦で来院され，「どこにいっても受け付けてもらえず，責任をとれないと

言われる。何とかしてもらえないか」と訴えられる。以下のことを夫婦に説明し同意を得た。

1）相談窓口は医師⑨に一括し，他の医師は救急対応しかしない。

2）医師⑨の外来が開いている時間はいつ受診してもよいが，対応できる時間はその都度限られている。

3）事故や怪我が起きないよう最大限配慮はするが，ある程度のリスクは覚悟しないと引き受けることはできないのでそれは承知してほしい。

当院当科当直スタッフには，

1）てんかん発作と確認できる発作はほとんど起きていないので，身体的なリスクは発作にはないと判断してほぼよいが，迷った場合には医師⑨が責任を持つので連絡をしてもらってよい。

2）必要最小限の処置をし，入院を希望されれば必要最短期間の入院で退院してもらう。

3）内面に関する話しは極力当直時には聞かず，身体的ケアを優先し，主治医の日中の外来につなげる。

4）薬剤により脱抑制が起きている可能性もあるので，ベンゾジアゼピン系薬剤を減量する予定であるがその際，一過性にてんかん発作が誘発されることはあるかもしれない。

5）けいれん様発作に関しては投薬は可能な限り行わず，投薬で鎮静を行う際には主治医と連絡の上行う。

臨床心理スタッフには，30分未満の短期のセッションにしてもらい，毎日の生活の激励とアドバイスを中心に，深層心理に関わらない面接をお願いした。

テキスト21：（カルテ記載）（30歳～32歳）（医師⑨）

○ドパミンブロッカーは，haloperidol換算で10mg程度出ていたが愁訴があるたびごとに副作用かもしれないという理由で数ヵ月かけて漸減中止し，chlorpromazine 5～9mg程度に変更した。

○ベンゾジアゼピンはdiazepam 18mg，その他眠剤2種類，安定剤1種類が処方されていたが1年半かけて漸減中止した。

○ Carbamazepine は1,000mg から600mg に減量し，その量を維持した。

○第六期開始後２年前後は毎週診察を行い，１ヵ月に１度程度診察終了後，薬局前や玄関，放射線検査室で検査待ちの時などに倒れ，けいれん様症状を起こすことが繰り返され，知らせを受けて駆けつけると救急救命医がdiazepam静注をまさにしようとしている場面に遭遇するなどがあったが，けいれん様症状については一切投薬を行わなかった。

テキスト22：（現在の状況）（32～35歳）（医師⑨）

⑨が主治医となった当初は，１週間に１度来院し，１ヵ月に１～２度は病院の様々の場所でテキスト21のように転倒・けいれんを繰り返す状況であったが，第六期３年目あたりから来院は１ヵ月に１度となり，はじめは発作を家で起こしたという報告もあったものの，「ビデオをとってきて一緒に検討しましょう」と言いつつ経過観察をしていたところ，発作様症状の報告は全くなくなった。ここ３年は緊急受診は１度もなく，４～５分の診察時間で，家庭でのがんばりを労い，夫や近所の人達のぐちを言って帰る診察が平穏無事に続いている。

Ⅲ．総評と PNES 重症例の対処の原則

精神遅滞を背景とした PNES は，時に激しい行動化を伴いしばしば境界性パーソナリティ障害や，場合によっては統合失調症などにも誤診されることが少なくない。特に深刻な誤診は境界性パーソナリティ障害との混同である。知的障害を背景に持つこうした患者群では，治療者への一定の転移を許容し，必要な生活指導やアドバイスを指示すること，また生活環境にある程度介入し，現実の困難を軽減する手助けをすることが治療の一環として必須であることが多いが，これとは対照的に境界性パーソナリティ障害ではこうしたパターナリズム的接近は相当に慎重に行わなければ医師-患者関係の枠組みを崩し，安定した治療関係を長期間にわたって保つことを困難にするからである。軽度の知的障害（IQ が50以上）を伴う患者の転移を引き受けることは，境界性パーソナリティ障害の場合よりも一般的にははるかに容易であって，主治

医が引き受けると覚悟を決めれば，社会的状況が一定程度調節できれば早晩患者の精神状態は落ち着くことが大部分であることを念頭に置いておくと有用である。患者の示す愛着をあまりにも厳格に拒絶すると症状の悪化を招く。たとえば比較的若い主治医を追いかけて赴任先の病院へついてきてしまう患者を持て余して追い払おうとする場面を経験することがあるが，腹を決めて引き受けても，病院の診療の枠内であれば境界性パーソナリティ障害の場合のような大きな問題を生ずる結果になることは少ない。また，こうした症例では境界性パーソナリティ障害の場合のような根深い転移が生ずることは少ないので，きちんと引き継ぎをすれば主治医の交代もそれほど難しくはないのが通例である。

　提示した症例では，比較的長期間関わった主治医①〜④は，境界性パーソナリティ障害とは本患者をみなしておらず，患者の愛着を診療の枠内で適度に受け止めるという基本的な対応においては十分によく行っており，さらにできる限り社会的資源を投入し環境調節を試みており，精神科医しての役割は十分に果たしている。問題は，てんかんとの鑑別，幻聴が解離性か精神病性かといった投薬に関わることで，投与の必要性は大きくなかったであろうと後方視的には推察されるベンゾジアゼピンおよびドパミンブロッカーの大量投与が継続される結果となったことである。しかし，主治医③はこの点も鑑みてんかん専門医のアドバイスも求めているが，単なる1回のみの判断では，たとえアドバイスそのものは正しくとも，激しい解離性の行動化とその後の失声症を引き起こしただけであり，むしろ結果だけから見れば有害ですらあったと言える。てんかん専門医が介入する場合，こうした困難なケースに関しては一定期間チームを組んで共同作業をするのでなければ有益な結果が得られない可能性を本症例は示唆している。

　知的障害を伴う重症のPNESに関しては，一言で言えば，一定期間以上，当該施設で当該患者を治療者が不安を抱かずに引き受けることができる環境をしつらえることが最も重要であり，治療者が不安を抱かずにPNESを引き受けることができれば，早晩，症状は改善することが多い。

なお紙面の都合上，文献は割愛する。以下を参照されたい。

文　　献

1) 兼本浩祐, 日本てんかん学会ガイドライン作成委員会：心因性非てんかん性発作 (いわゆる偽発作) に関する診断・治療ガイドライン. てんかん研究, 26 ; 478-482, 2009.
2) 兼本浩祐：心因性発作の診断と治療. Clinical Neuroscience, 29 ; 90-93, 2011.

第 4 部

歴史的展望

本邦の精神科領域における
抗てんかん薬使用の歴史と現状

抄録：本稿では，最初に本邦の精神科医との関わりから見た抗てんかん薬の開発の歴史を，phenobarbital，carbamazepine・バルプロ酸，1975年の米国国立神経疾患・脳卒中研究所による抗けいれん薬開発プログラムの提唱，levetiracetam の4つをゲーム・チェンジャーとして提示した。次に，現在も平均的精神科医が自ら処方する可能性のあるバルプロ酸，lamotrigine，自ら処方を開始する可能性は少ないが引継ぎで処方せざるをえない可能性のある phenobarbital，phenytoin，carbamazepine，自ら処方する可能性は低いがリエゾンで対応する可能性のあるその他の抗てんかん薬の向精神作用に分けて解説を行った。

Key words: *antiepileptic drug, psychiatrist, history, psychotropic effects*

I．はじめに

抗てんかん薬は，少なくとも20世紀までは本邦の精神科医にとって馴染み深い薬剤であって，抗うつ薬や抗精神病薬と同様に，主には精神科医によって処方されている薬剤であった。しかしながら，世紀が変わるとともに，第一に大多数の精神科医はてんかん治療から距離を取るようになり，第二には，lamotrigine を例外として，多くの新規抗てんかん薬は，気分調節薬としては用いられなかったために，今世紀に入ってから本邦に導入された新規抗てんかん薬は，多くの平均的な精神科医にとって馴染みのない薬剤となった。今のところ，まだ完全な移行は行われていないとはいえ，抗てんかん薬は，て

134 第4部 歴史的展望

んかんそのものに対する薬剤ではなくて，てんかん発作を抑制するための薬
剤であるという考えから，anti-epileptic drug から anti-seizure drug（ASM）
への名称変更が行われていることも，おそらく多くの精神科医にはまだ浸透
していないと思われる。

　本稿では，抗てんかん薬の歴史をまずは概観し，次いで，現状において精
神科医にとって馴染み深い気分調節剤としての抗てんかん薬について概括し，
さらに，それ以外の抗てんかん薬と平均的な精神科医が出会う場面を想定し
て解説を試みた。平均的精神科医に馴染みの良いように本稿では抗てんかん
薬という用語をそのまま用いることとした。

II．抗てんかん薬の歴史

　図1は岩佐がまとめた米国における抗てんかん薬の開発の年代図である[10]。
これに沿うと，抗てんかん薬の歴史におけるゲームチェンジャーとなった3
つの薬剤と1つの企画を指摘することができる。最初は phenobarbital，2番
目はバルプロ酸（＋carbamazepine），企画は米国国立神経疾患・脳卒中研究
所による抗てんかん薬開発方法の標準化，3番目は levetiracetam の登場で
ある。抗てんかん薬は，開発の年代順に第一世代，第二世代，第三世代など
と呼ばれることもあるが，抗てんかん薬の処方原則の大きな変革という点で
は，3つの薬剤の登場と1つの企画をゲーム・チェンジャーとして捉えた方
が，抗てんかん薬の実臨床における歴史をより良く展望することを可能とす
ると思われる。

1. Phenobarbital
　Phenobarbital は，現在では，眠気の強さ，認知機能への負荷，肝臓のCYP
への干渉を始めとして副作用の多い古い抗てんかん薬の代表の1つとしてみ
なされているが，レンノックスの phenobarbital が発売される前後の論文を
読むと，1920年前後の phenobarbital の発売が，てんかん治療のゲーム・チ
ェンジャーになったことが分かる[14]。Phenobarbital の発売前，「医師は患者

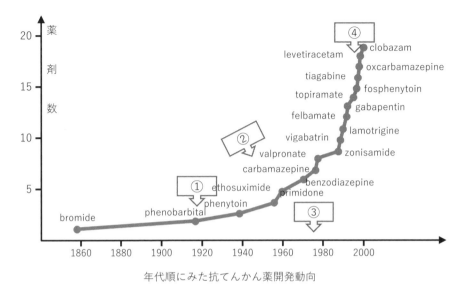

岩佐博人，土嶺章子，兼子 直：臨床精神医学，33（3）：289-295，2004[10]．
図1　抗てんかん薬開発史（米国）

を副作用の海に沈めるだけだ」と痛烈にてんかん治療の現状を批判していたレンノックスは，phenobarbitalの発売後，てんかんの患者を助けることができるようになったと書いている。Phenobarbitalの発売以前にも確かに一定の有効性を持つ最初の抗てんかん薬としてbromideがすでに使われてはいたが，bromideは治療域と中毒域が重なり合う薬剤であって，日常生活への大きな影響なしに使用することが困難な薬剤であった。当時は，なお，瀉血や水浴が現実的な治療法として行われていたことを考えると，phenobarbitalの出現が，てんかん治療を劇的に変化させたことは間違いなかろうと思われる。現在でもアフリカでは，安価なphenobarbitalがもっとも汎用されている抗てんかん薬であって，工夫すれば，おそらくは5〜6割のてんかんの治療はphenobarbitalで現在でも可能であることも念頭においておく必要があろう[19,20]。Phenobarbitalは抗てんかん薬の名前に相応しい最初の薬剤であって，薬効という点では，最新の抗てんかん薬と比べても劣ることはない。

2. バルプロ酸（＋carbamazepine）

1980年頃に相次いで発売されることになったcarbamazepineとバルプロ酸は，てんかん診療において，全般てんかんと焦点性てんかんの鑑別の重要性を飛躍的に高めたという点で大きなゲーム・チェンジャーとなった。バルプロ酸の発売と，ディーター・ヤンツによる若年ミオクロニーてんかんの概念の確立は，この大きな変革と切っても切り離せない関係にある[11]。若年ミオクロニーてんかんの概念が確立されたことで，見た目の上では区別がつかなくても，若年ミオクロニーてんかんの強直間代発作では，バルプロ酸がより有効であるのに対して，焦点性てんかんの強直間代発作においてはcarbamazepineやphenytoinの方が有効性が高いことが発見されたことが薬物治療戦略としては画期的であった[3]。すでに定型欠神発作に対する特異的な有効性を示すethosuximideは，carbamazepineとバルプロ酸に先行して上市されていたが，ethosuximideは，実質的には抗欠神発作薬であって[7]，全般てんかんに属するすべての発作型に有効なわけではないのに対して，バルプロ酸は，定型欠神発作，全般性ミオクロニー発作，全般性強直代間発作のいずれに対しても高い有効性がある。つまり，バルプロ酸の登場こそが，発作型を超えた全般てんかんの概念を臨床的に意味のあるものとしたのだともいえる。Carbamazepineやphenytoinなどのナトリウム・チャンネル遮断剤は，特発性全般てんかん（たとえば，若年ミオクロニーてんかんのミオクロニー発作がその典型）を悪化させることがあるという点も[5]，当時その知見はエビデンスとして確立されてはいなかったとはいえ，てんかん臨床に現場で関わる医師にとっては，全般てんかんと焦点性てんかんの2分法にさらに説得力を持たせたことは間違いない。

当時使用可能であった2つのナトリウム・チャンネル遮断剤，phenytoinとcarbamazepineは，いずれも頻度は低いがスティーブンス・ジョンソン症候群や中毒性表皮壊死症など重篤な薬疹を引き起こす可能性のある薬剤である。全般てんかんと焦点性てんかんの2分法が確立されるということは，少なくとも特発性全般てんかんに対して，こうしたナトリウム・チャンネル遮断剤の投与を第一選択薬として投与することは許されないという診断上の緊

張を生むこととなった。さらに，carbamazepine と phenytoin の副作用プロファイルの違いから，焦点性てんかんに対しては，より副作用の少ない carbamazepine をまずは投薬し，奏効しなければ phenytoin を投与すること，また，いずれも高用量では小脳失調が副作用として出現し，重複投与が副作用は相加的に増大させるものの作用は相加的でないことから，単剤高用量療法というアグレッシブな投薬原則が推奨されることとなった。すなわち，carbamazepine を副作用が出るか発作が抑制されるまで増量し，副作用が出たのに発作が抑制されない場合には，phenytoin に段階的にスイッチして，再び発作が抑制されるか副作用が出るまで漸増していくという方法である。ごく最近まで国際抗てんかん連盟のホームページにもこの「可能な限り単剤で，発作が止まるか副作用が出るまでその薬を増量する」という単剤スイッチング療法が投薬原理として推奨されていた[16]。

3. イオン・チャンネル調節剤としての抗てんかん薬

　抗てんかん薬開発の大きな分水嶺となったのは，1975年に，米国国立神経疾患・脳卒中研究所 "National Institute of Neurological Disorders and Stroke in the United States" が提唱した抗けいれん薬開発プログラムであった。28,000種類の候補薬剤がエントリーされ，いくつかの定型的な抗けいれん作用をテストする動物実験のスクリーニング手法によってふるいにかけられて，次々に新薬が開発されることとなった[17,18]。Zonisamide, vigabatrin, lamotrigine, felbamate, gabapentin, topiramate（ただし felbamate は本邦未発売）などは，こうした創薬の例であって，最近発売された lacosamide, perampanel も例外ではない。こうして開発された新薬は，電位依存型のナトリウムあるいはカルシウムチャンネルの調節剤，GABA 作動性受容体の機能促進剤，あるいはグルタミン酸作動性受容体の機能抑制剤であり，大きくいえばイオン・チャンネルに働きかける薬剤であるという共通点を持っていた[13]。本邦における特異性は，本邦で開発された zonisamide を例外として，世紀末に国外で上市されたこうした薬剤は，本邦で認可されるまでに，10年以上の遅れが出てしまい，drug lag と呼ばれる状態が常態化していたことで

138 第4部 歴史的展望

ある。

　この drug lag は，しかし，国内と国外のてんかん臨床のレベルに決定的な
格差を生じたわけではない。というのは，Ⅱ．2．で確立された単剤スイッ
チング療法の原則は少なくとも世紀の変わり目の前後までは基本的には維持
されていたからである。しかし，drug lag の解消と精神科から脳神経内科へ
のてんかん診療の主体の移動がほぼ同時期に起こったことは，精神科におけ
るてんかん診療の世代間の断絶に大きく寄与したと推察される。

4. Levetiracetam の登場と合理的併用療法への投薬原理のシフト

　Levetiracetam の登場は，てんかんにおける投薬原理を大きく変化させる
こととなった。Levetiracetam の特徴は，重篤な副作用がなく，焦点性てん
かんにも全般てんかんにも有効であることである。したがって，てんかん診
療を習得するための時間コストという点で大きな制約となっていた焦点性て
んかんと全般てんかんの鑑別診断が初期診療の段階においては必ずしも必要
でなくなったという点は，てんかん診療のすそ野を広げるという点では画期
的であった。この薬剤は燎原の火のごとくてんかん医療を席巻し，瞬く間に
第一選択薬として不動の位置を占めることとなる。さらに催奇性が基本的に
は認められないこともこの傾向を大きく後押しすることとなった。腎代謝で
あるため他の薬剤との薬物相互作用も少なく，その薬剤プロファイルはある
意味卓越していて，21世紀のてんかん診療は levetiracetam の時代といって
も過言ではない。専門医以外の医師が処方する場合，levetiracetam 一択とな
っている現状は，ある意味当然といえば，当然であろう。

　Levetiracetam の登場により，第一選択薬が奏効しなかった場合の投薬戦
略も，単剤スイッチング療法から大きく変化することとなった。Levetirace-
tam が有効でなかった場合は，基本的には作用機序が異なる薬剤を組み合わ
せる，さらにたとえば，バルプロ酸と lamotrigine を組み合わせて，互いの
利点を強化するといった「合理的多剤併用」が新たな投薬戦略の原理として
推奨されるようになった（ただし，バルプロ酸＋lamotrigine では，薬疹の出
る可能性が高まるので，後で再度触れるが極めて慎重な増量が必要とされる

ことはいうまでもない)。ここにきて，20世紀の「単剤スイッチング療法」の投薬原理は大きく様変わりしたといえる。

　しかしながら，levetiracetam の登場は，２つの副産物を生むこととなった。１つは，焦点性てんかんと全般てんかんの鑑別の必要性への医師の認識が大幅に低下したことである。これは levetiracetam の利点と表裏一体の動きであることは明らかであって，時に，levetiracetam を延々と投薬して２番目の薬剤の可能性を試す機会が大幅に遅れたり，さらには levetiracetam が奏効しない場合に，心因性発作の可能性を疑ったりといった極端な例も散見されるようになった。しかしながら，特発性全般てんかんに関しては，バルプロ酸の優位性は高いエビデンスレベルで報告されており[15]，焦点性てんかんに関しては levetiracetam が奏効しない場合には，ナトリウム・チャンネル遮断剤の有用性が示唆されていて[2]，少なくとも levetiracetam で発作が抑制できなかった事例に関しては，焦点性てんかんか全般てんかんかの鑑別をした上で，適剤を追加する必要がある。つまり，levetiracetam が第一選択薬で良いとしても，そこで薬剤が奏効しない場合には，全般てんかんと焦点性てんかんの鑑別診断のための学習にタイム・コストをかけていない医師は，患者のコンサルを考える必要があるということである。この点の認識は必ずしも共有されていない。

　２番目は副作用が少ないがゆえの安易な投与である。SSRI が発売された時にも同じように起こった現象であるが，carbamazepine を投薬する場合と levetiracetam を投薬する場合では，医師の側の覚悟は当然違ってくる。このため，三環系抗うつ薬の時代よりも SSRI の時代になって，投薬の必要性への吟味が甘くなったのと同じように，程度も規模もそれほどではないとはいえ，levetiracetam は「けいれん」する人に比較的安易に投薬を開始される場合がある。しかし「けいれん」する人の中には，心因性非てんかん性発作や失神発作が，ほぼ５人に１人の割合で含まれており，てんかんの診断がもたらす社会的インパクトの大きさを考えると安易な投薬の開始は投薬される側の人生行路を時に大きく歪めてしまう場合もある。

　精神科臨床の一定の診断・治療技術のうちには，事例検討と実臨床の往復

によってしか学べない事柄がある。今や，てんかん診療は精神科からは離れつつあるとはいえ，実臨床と事例検討の往復の重要性を今でも確実に我々に教えてくれる分野であることは間違いない。

Ⅲ．平均的精神科医にとっての抗てんかん薬

　現状においては，平均的な精神科医にとって，抗てんかん薬は，自身が主体的に処方する可能性のあるバルプロ酸およびlamotrigine，以前の先生からの引継ぎで基本的にいわゆる do 処方を行っている抗てんかん薬，自分は処方を行ってはいないが他科からのリエゾンの依頼で脳神経内科あるいは脳外科医が処方した抗てんかん薬の精神科的副作用の対処を依頼されるその他の抗てんかん薬の3つに臨床上は分かれるものと思われる。以下，それぞれについて検討する。

1．主体的に平均的な精神科医が新規に処方する抗てんかん薬
1）バルプロ酸
　双極性障害に対する気分調節薬としてのバルプロ酸は，現在でも汎用されている。双極性障害に関しては lithium が特効的に有効性を示す事例においても，腎障害を始めとして長期使用および高齢での使用に際して，重篤な副作用が生じうることは周知のことであり，このため，バルプロ酸に代替えが可能であればバルプロ酸への置換が試みられることもある。
　バルプロ酸の副作用は，頻度の高いところでは，肥満，本態性振戦の増強，血小板の減少などがあるが，lithium と比べると重篤な副作用が生ずる確率ははるかに低い。肝機能障害や高アンモニア血症が臨床上問題となることはあるが，小児や多剤併用など条件の悪い患者において，まれに起こる程度である。ただし，頻度は低いもののパーキンソニズムが生ずる場合があることは留意すべきである[4]。
　バルプロ酸が精神症状を引き起こすことはほとんどないため，他科からリエゾンで依頼を受ける機会は少ないが，振戦や歩行障害が精神症状と誤って

コンサルされる可能性があり，そうした副作用の存在を知っておく必要はある。

2）Lamotrigine

精神科医が lamotrigine を処方するのは，気分障害の中で双極性障害が疑われ，かつ抑うつ状態が続いている場合である。注意をすべきなのは，バルプロ酸がすでに処方されている場合，lamotrigine は急激にその濃度が上昇し，薬疹の発生率が大きく高まることである。2ヵ月以上かけてごく少量から（可能であれば小児用量の5mg 程度から）漸増した場合，薬疹の発生率は大幅に低下すると言われている。したがって，lamotrigine の投与は一刻も争う危機的な状況の場合にはそぐわないところがあるが，双極性障害に伴う抑うつでは，最低限の摂食と睡眠は保たれることも少なくないことを考えると，臨床的に lamotrigine のゆるやかな増量が間に合う場面は存在する。

Lamotrigine はまれではあるが特に知的障害を伴う患者において興奮状態を引き起こしたり[1]，またごくまれに性的な過剰興奮を起こした事例も報告されている[8]。本邦のガイドラインでは外国の総説の孫引きの結果，不安の高い患者に対して慎重投与がすすめられていたが，その根拠となる論文的な裏づけはない。

2. 以前の先生が処方した抗てんかん薬を do 処方で引き受ける場合

日本てんかん学会の会員は，1975年には95％以上が精神科医であり，小児神経科医が合流した後も，1990年代前半までは過半数を占めていた。今世紀に入ると小児科医に会員数は逆転され，現在はほぼ全会員の6分の1までに減少し，最近その減少率は若干鈍りつつあるとはいえ，さらにその減少傾向は続いている。すなわち，本邦においては，20世紀までは，成人のてんかん診療は，基本的には精神科医が引き受けてきた特異な歴史的な経緯があるのである。その結果，Ⅱ節で紹介したように，Ⅱ．2．の carbamazepine・バルプロ酸の時代までの薬剤は，精神科において主には処方されてきた。すでに指摘したように，Ⅱ．3．のイオン・チャンネル調節剤として開発された抗てんかん薬が，drug lag のために本邦における導入が主には今世紀になっ

てから行われるという特異な事情のために，Ⅱ．3．の時代以降の薬剤については，平均的な精神科医が処方を行う機会は劇的に少なくなった。また，いわゆる単科精神科病院における新規抗てんかん薬の導入はそれよりもさらに遅れる傾向があり，そこで新規の抗てんかん薬を精神科医が新たに自分で処方する機会は，てんかんを専門とする例外的な精神科医が関与しない場合にはほとんどなくなっていると推察される。

1）Phenobarbital

Phenobarbital を成人において新規に投薬する機会は，その副作用プロファイルの問題から，本邦では今世紀に入ってからは激減している。そのため phenobarbital の薬理について，今世紀になってからてんかん診療を開始した医師は馴染みがないことが多い。他方で，かつて患者側からは「赤玉」と呼ばれて銘柄指定されて要求されることも多かった睡眠薬の vegetamin は，精神科医がほぼその投与を独占してきた低力価の抗精神病薬 chlorpromazine と phenobarbital の合剤であったが，vegetamin を中止する際に，一部の患者では phenobarbital に代替えをせざるをえず，いまなお phenobarbital を眠前に投薬されている入院・通院患者は少数ながら存在している。

いわゆる単科精神科病院において，年余にわたって phenobarbital が投与されている入院患者においては，断薬の際に，withdrawal seizure が引き起こされる可能性が，基礎疾患としてのてんかんの有無にかかわらず十分ありうることを強く意識しておく必要がある。Phenobarbital は，CYP の代謝に強く影響を与えるので，向精神薬との薬物相互作用も数多くあり，さらには高コレステロール血症，骨粗しょう症の促進などがあるため，可能であれば減量・中止が望ましいが，withdrawal seizure に対する医学的・社会的な準備ができない状況である場合，容易に断薬はできない場合もある。

さらに，てんかん発作重積状態の治療薬として，ノーベルバール（てんかん発作重積治療のための phenobarbital の注射薬）が新たに導入され，phenobarbital の薬理に詳しくない医師がその処方を行っていることによる問題も新たに出現している。ノーベルバール投与が3～4日以内で終了している場合には，問題が生ずることはまれであるが，1週間以上にわたって投薬が

継続されているような事例においては，累積的にその血中濃度が増加し，中毒状態に至っている事例があることを念頭においておく必要がある。心因性非てんかん性発作ではこうした事態が特に生じやすい。

Phenobarbital の抗てんかん薬としての歴史が，ドイツの精神病院での精神科レジデントがてんかんを持つ入院患者を夜間鎮静して自分が安眠するために始まったことを考えれば[9]，精神科と phenobarbital の歴史的なつながりは思った以上に深いといえるのかもしれない。

2）Phenytoin

Phenobarbital と比較すると，phenytoin はてんかんに対する治療以外で使用されることはほとんどない。てんかんを専門としない精神科医が関わるのは，ほとんどの場合，前任者からの引継ぎであろう。

前任者からの引継ぎにおいて，phenytoin が処方されている場合，まずは血中濃度を一度確認しておく必要がある。血中濃度が10μg/ml を大きく下回っているようであって，年余にわたって発作がまったく出ていない状況の場合，断薬が可能である場合は充分ありうる。しかし，他方でそうした通常は治療域を下回る濃度であっても，てんかん発作の抑制に寄与している場合が皆無とはいえず，発作が再燃する可能性がまったくないわけではないことは必ず断薬前に患者側と認識を共有しておく必要がある。さらにこうした場合，phenytoin の副作用もまたそれほど大きくない場合も多く，継続するにしても断薬するにしても shared decision making が必須である。

末梢神経炎（両側の足底のしびれやじんじん感）やふらつき（小脳失調）がある場合は，基本的にはリスクがあっても，中断するか，lacosamide などの薬剤に薬を変更する試みを行う必要がある。おそらくは説明にかなりの知識を必要とすることから考えると，中断あるいはスイッチングの前に，てんかんに詳しい医師に一度はコンサルを行うことが望まれる。血中濃度が20μg/ml を超えている場合も，やはり同様に専門医へのコンサルを一度は通過させておく方が無難であろう。

血中濃度が10〜20μg/ml で，長年安定して発作が止まっている場合，末梢神経炎の発生や小脳萎縮の可能性に言及しつつ，薬を変更した場合の発作再

燃のリスクも同時に共有し，患者・家族がそのままの投薬の継続を希望した場合には，そのまま投薬を続けることは可能だが，家族が変薬を希望した場合には，自信がなければやはり専門医にコンサルを試みる必要がある。

3）Carbamazepine

Carbamazepine もほとんどの場合，てんかんに対して投薬されている。てんかんを専門としない精神科医が処方する場合，前任者からの引継ぎで投薬することになった可能性が高い。

中年以降の場合，低ナトリウム血症が carbamazepine の継続投与の大きな問題となる場合がある。外来患者の場合は専門医にコンサルすべきであるが，入院患者でコンサルが難しい場合，他の抗てんかん薬への置換を試みざるを得なくなる可能性が高い。置換によって，時に，てんかん発作が再燃する可能性はあるので，家族への告知，病棟スタッフへの周知が必要である。

Carbamazepine でてんかん発作が安定して抑制され年余の時間が経過していて，なおかつ特段の副作用が認められない場合，高コレステロール血症や骨粗しょう症の促進の潜在的な可能性だけで薬を変更するかどうかは，かなり突っ込んだ shared decision making が患者・家族との間に必要とされると思われる。Carbamazepine の変更によって確率は低いもののてんかん発作の再燃の可能性が否定できず，発作が再燃することで，運転免許が一定期間無効になることを始めとして大きな社会的インパクトを覚悟しなければならなくなるからである。

変更が副作用のため，あるいは患者・家族との話し合いの結果決断された場合，lacosamide への置換がもっとも現実的であろう。エビデンスは十分蓄積されているわけではないが，同じナトリウム・チャンネル同士であること，また，薬疹が，lamotrigine，phenytoin と比べて相対的に出にくいことがその理由である。

3. **精神症状のコントロールのためにリエゾンで他科から依頼を受ける場合**[12]

上記の新規に処方する可能性のあるバルプロ酸および lamotrigine，前医から引き継いでの処方のうちに含まれる，phenytoin，carbamazepine，phenobarbital を除くと，それ以外の抗てんかん薬は，てんかん専門医でない精神科医が自ら新たに処方する可能性は低いのではないかと思われる。そうした抗てんかん薬はもっぱら，他科からのリエゾンで直面することが想定される。

1）Levetiracetam

Levetiracetam は，1〜2割の患者でイライラを中心とした精神症状を起こすことが知られている。精神症状は，性格特性と非常に区別がつきにくい形で発現し，しかも登校拒否や上司への執拗な反抗など，病的か正常の反応かが区別しにくい場合が少なからずあり，精神科医といえどもその鑑別が困難な場合がある。Levetiracetam は昨今もっとも汎用される薬剤である以上，リエゾンに備えて，こうした精神症状が出現しうることを精神科医は知っておく必要がある。

2）Topiramate・zonisamide

Zonisamide，topiramate はいずれも炭酸脱水素酵素阻害作用のために，るい痩，尿管結石の形成促進，発汗の減少，運動時の手足のしびれなど共通の副作用があり，さらに全般てんかん，焦点性てんかんのいずれにも有効であるなど類似した薬剤プロファイルを持ち，欧米では zonisamide は，マイナー・トピナなどとも呼ばれていた。

この2つの薬剤は，うつ病や精神病などいわゆる一軸障害と呼ばれてきた本格的な精神症状を惹起することがある。特に難治の側頭葉てんかんにおいてその傾向は強い。難治の側頭葉てんかんを背景として，うつ病や関係念慮，注察念慮などが生じてきた場合には，可及的速やかなスイッチングが必要とされることが多い。

3）Perampanel

Perampanel は，特に知的障害を伴う患者，あるいは高用量での使用に際して，攻撃性の増大を生ずることがある点に留意しておく。Perampanel の半減期の長さから，投薬を変更してもすぐには精神症状は軽減せず精神症状の改善まで一定の時間を要する。0.5mg 程度の漸減で精神症状の軽快を見ることも少なからずあるが，攻撃性の増大が激しい場合には，いったんは大きく減量しないと，極めて長い時間を精神症状の改善のために要することがあ

るので，半減期の長さは対応する際に絶えず意識しておくべきである。さらに，carbamazepine，phenobarbital，phenytoin といった肝酵素誘導系の抗てんかん薬を，肝酵素誘導作用のない抗てんかん薬にスイッチングすると，perampanel 自体は増量していなくとも 3 倍近くに血中濃度が上昇し，攻撃性の増大をみることがあるので，この点にも注意を要する。

　4）ベンゾジアゼピン系薬剤

　代表的なベンゾジアゼピン系の抗てんかん薬は，clonazepam，diazepam，nitrazepam であるが，特に clonazepam は，ミオクロニー発作に対しては，長期間有効性を保つ場合もあり，さらに重篤な副作用が少なく，全般性てんかん，焦点性てんかんを問わず有効なその薬剤プロファイルから，20世紀から汎用されてきた。

　しかしながら，特に強直間代発作の抑制に関してはその耐性の形成されやすさと，いったん耐性が形成されると断薬の際に，withdrawal seizure を起こすようになることから，てんかん専門医は長期服用を可能な限り避けてきた歴史的経緯がある。ベンゾジアゼピンの向精神作用が期待されて，愁訴の多い，知的障害を伴うてんかん患者にしばしば投薬が行われてきたが，様々な形の脱抑制による攻撃性の増大によって，むしろ精神科的所見は悪化することが典型的であり，このグループの患者群においては，ベンゾジアゼピン系薬剤を安易に処方することは極力避けるべきである。いずれにしても知的障害がある患者が攻撃性の増大を主訴としてリエゾンでコンサルされた場合，ベンゾジアゼピンが処方されていればそれによる脱抑制の可能性は考慮に入れる必要がある。

　Clobazam に関しては薬効が副作用を上回り，さらに慣れが生じない事例の確率も一定程度存在するので，別途検討して良いと考えるが，その場合，20mg 前後まで増量して劇的な効果が得られなければ，減量・中止に転ずるべきであろう。しかし，これはリエゾンでの精神科医がアドバイスすべき事柄ではない。

Ⅳ. ま と め

以上，精神科における抗てんかん薬の処方の歴史的経緯とそれを踏まえた形で，平均的精神科医が抗てんかん薬と関わる場合の現状とを総括した。てんかんは人口の1％で出現する common disease であり，また，急性症候性発作を含めたてんかん発作の生涯罹患率は10％にも及ぶことを考えると[6]，二十一世紀の精神科医といえども完全に避けては通れないことは確かであろう。

利 益 相 反

第一三共，エーザイ，UCB から講演料を受けとっています。

文　献

1) Beran, R.G., Gibson, R.J. : Aggressive behaviour in intellectually challenged patients with epilepsy treated with lamotrigine. Epilepsia, 39 : 280-282, 1998.
2) Beydoun, A., DuPont, S., Zhou, D. et al. : Current role of carbamazepine and oxcarbazepine in the management of epilepsy. Seizure, 83 : 251-263, 2020.
3) Brodie, M.J. : Antiepileptic drug therapy the story so far. Seizure, 19 : 650-655, 2010.
4) Brugger, F., Bhatia, K.P., Besag, F.M. : Valproate-Associated Parkinsonism : A Critical Review of the Literature. CNS Drugs, 30 : 527-540, 2016.
5) Chaves, J., Sander, J.W. : Seizure aggravation in idiopathic generalized epilepsies. Epilepsia, 46 (Suppl. 9) : 133-139, 2005.
6) Gavvala, J.R., Schuele, S.U. : New-Onset Seizure in Adults and Adolescents : A Review. JAMA, 316 (24) : 2657-2668, 2016.
7) Glauser, T.A., Cnaan, A., Shinnar, S. et al. : Ethosuximide, valproic acid, and lamotrigine in childhood absence epilepsy. N. Engl. J. Med., 362 : 790-799, 2010.
8) Grabowska-Grzyb, A., Nagańska, E., Wolańczyk, T. : Hypersexuality in two patients with epilepsy treated with lamotrigine. Epilepsy Behav., 8 : 663-665, 2006.
9) Hauptmann, A. : Luminal bei epilepsie. Munch Med. Wochenschr., 59 : 1907-1909, 1912.
10) 岩佐博人，土嶺章子，兼子直：抗てんかん薬の開発動向と問題点．臨床精神医学，33 : 289-295，2004.
11) Janz, D. : Die Epilepsien. Spezielle Pathologie und Therapie. Thieme, Stuttgart, 1998.

12) 兼本浩祐：【抗てんかん薬の持つさまざまな向精神作用】抗てんかん薬のプラスとマイナスの向精神作用―全体の俯瞰. 精神科治療学, 34：1345-1349, 2019.

13) Kwan, P., Brodie, M.J. : Emerging drugs for epilepsy. Expert Opin. Emerg. Drugs, 12 : 407-422, 2007.

14) Lennox, W.G., Lennox, M.A. : Epilepsy and Related Disorders. Two Volumes. Little, Brown and Company, Boston-Toronto, 1960.

15) Marson, A., Burnside, G., Appleton, R. et al. : The SANAD II study of the effectiveness and cost-effectiveness of valproate versus levetiracetam for newly diagnosed generalised and unclassifiable epilepsy : an open-label, non-inferiority, multicentre, phase 4, randomised controlled trial. Lancet, 397 : 1375-1386, 2021.

16) Schmidt, D., Gram, L. : Monotherapy versus Polytherapy in Epilepsy. CNS Drugs, 3 : 194-208, 1995.

17) Sills, G.J., Brodie, M.J. : Preclinical drug development in epilepsy. In : Encyclopaedia of basic research in epilepsy (ed. by Schwartzkroin, P.), pp.97-103, Elsevier, London, 2009.

18) Smith, M., Wilcox, K.S., White, H.S. : Discovery of antiepileptic drugs. Neurotherapeutics, 4 : 12-17, 2007.

19) Watila, M.M., Keezer, M.R., Angwafor, S.A et al. : Health service provision for people with epilepsy in sub-Saharan Africa : A situational review. Epilepsy Behav., 70 : 24-32, 2017.

20) World Health Organization : Epilepsy in the African region : Bridging the gap. https://www.ilae.org/files/dmfile/Declaration-English-reduced.pdf

【初出一覧】

第1部　精神科医は働く場面に応じてどの程度のてんかんの知識を必要とするか

精神科医がてんかんをみるための標準的知識と技能　　兼本浩祐
　　（精神科治療学，36（3）；313-318，2021）

精神科医が専攻医として身に着けるべきてんかんの薬物療法　　兼本浩祐
　　（臨床精神薬理，22（5）；509-514，2019）

第2部　リエゾン場面において必要とされるてんかんの知識

抗てんかん薬のプラスとマイナスの向精神作用―全体の俯瞰―　　兼本浩祐
　　（精神科治療学，34（12）；1345-1349，2019）

てんかんにおける抑うつ状態に抗うつ剤は有効か
　―一つの小さな clinical question から EBM について考える―　　兼本浩祐，星野有美
　　（精神科治療学，28（1）；67-72，2013）

てんかんにおける不安とその対応　　河合三穂子，兼本浩祐
　　（精神科治療学，35（12）；1361-1365，2020）

トランジション―てんかんの場合―　　兼本浩祐
　　（精神科治療学，36（6）；675-679，2021）

昏迷と非けいれん性てんかん発作重積状態 "non-convulsive status epilepticus"
　　兼本浩祐
　　（精神科治療学，31（3）；289-295，2016）

非けいれん性発作重積状態―NCSE 概念再構築のすすめ―　　兼本浩祐
　　（精神科治療学，34（11）；1291-1295，2019）

第3部　精神科的てんかんおよびてんかんに関連する精神科における診療

「てんかん性格」の全体的展望　　兼本浩祐
　　（精神科治療学，37（6）；591-595，2022）

てんかんにおける人間関係　　兼本浩祐
　　（精神科治療学，33（4）；441-446，2018）

心因性非てんかん性発作　　兼本浩祐
　　（精神科治療学，29（9）；1119-1126，2014）

第4部　歴史的展望

本邦の精神科領域における抗てんかん薬使用の歴史と現状　　兼本浩祐
　　（臨床精神薬理，26（6）；555-563，2023）

●略歴

兼本浩祐（かねもと こうすけ）
すずかけクリニック医師，中部 PNES リサーチセンター所長。愛知医
科大学名誉教授。精神科医。1957 年島根県生まれ。京都大学卒業。ベ
ルリン自由大学神経科外人助手。国立療養所宇多野病院関西てんかんセ
ンター，愛知医科大学精神科学講座教授を経て現職。

てんかんから始める精神医学
精神科医が脳を見失わないために

2024 年 10 月 5 日　初版第 1 刷発行

著　　者　兼 本 浩 祐
発 行 者　石 澤 雄 司
発 行 所　株式会社 星 和 書 店
　　　　　〒168-0074　東京都杉並区上高井戸 1-2-5
　　　　　電話　03（3329）0031（営業部）/ 03（3329）0033（編集部）
　　　　　FAX　03（5374）7186（営業部）/ 03（5374）7185（編集部）
　　　　　http://www.seiwa-pb.co.jp
印刷・製本　中央精版印刷株式会社

ⓒ2024 兼本浩祐／星和書店　Printed in Japan　ISBN978-4-7911-1142-8
・ 本書に掲載する著作物の複製権・翻訳権・上映権・譲渡権・公衆送信権（送信可能
　化権を含む）は ㈱星和書店が管理する権利です。
・ JCOPY 〈（社）出版者著作権管理機構 委託出版物〉
　本書の無断複製は著作権法上での例外を除き禁じられています。複製される場合は，
　そのつど事前に（社）出版者著作権管理機構（電話 03-5244-5088，
　FAX 03-5244-5089，e-mail：info@jcopy.or.jp）の許諾を得てください。

最終講義：
心因と外因を一人の精神科医が診察することの難しさ

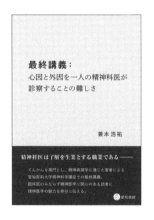

〈著〉兼本浩祐

四六判 140p
定価：本体1,800円+税

「精神科医は了解を生業とする職業である」——てんかんを専門とし、精神病理学に通じた著者による愛知医科大学精神科学講座での最終講義。これまで学生に語り継いできた精神医学入門の授業のエッセンスをわかりやすく伝える。精神疾患における心因・内因・外因の基本から、了解の重要性、臨床における対人距離の築き方などを、実例を交えて丁寧に解説。軽快な語りによるケーススタディと深い考察が、臨床現場の臨場感あふれる心情や試行錯誤を垣間見せ、学生や臨床医、また精神医学に関心のある一般読者に精神医学の魅力を存分に伝える。「脳の関与」に関する重要なテーマを取り扱った最新論文、および教授就任当時に精神医学の展望を語った貴重なインタビューを併載。

発行：星和書店　http://www.seiwa-pb.co.jp

発達障害の精神病理 II

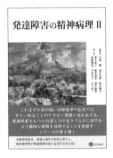

内海 健, 清水光恵, 鈴木國文 編著
青木省三, 兼本浩祐, 黒木俊秀,
萩原徹也, 平井正三, 山下祐一 著
A5判　236p　定価：本体3,400円+税

各分野の著名な臨床家が徹底した討論をもとに書き下ろした珠玉の論文9編を収録。発達障害をもつ人の苦しみや生きづらさに対するより繊細な理解を提供することを目指すシリーズの第2弾！

発達障害の精神病理 IV
－ADHD編

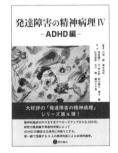

内海 健, 兼本浩祐 編著
神尾陽子, 芝伸太郎, 鈴木國文, 福本 修,
松本俊彦, 吉川 徹, 義村さや香 著
A5判　244p　定価：本体3,400円+税

ADHDとは何なのか？　ADHDの臨床現場における重要性が増す中、その精神病理学的理解がますます求められている。リサーチの最前線や革新的な病理的考察など、ADHDの概念を立体的に浮き彫りにする。

発行：星和書店　http://www.seiwa-pb.co.jp

脳波に挫折した方に贈る
目からウロコの実践的脳波入門

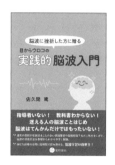

佐久間 篤 著

四六判　100p　定価：本体1,800円+税

通常の医師が普段診ることの多い意識障害や脳機能低下に焦点をしぼり、脳波の活用方法を身近な症例を通してわかりやすく解説。多忙な診療の合間に短時間で読み通せる。脳波の最初の一冊として最適。

新版　脳波の旅への誘い
楽しく学べるわかりやすい脳波入門

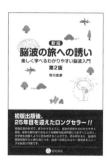

市川忠彦 著

四六判　260p　定価：本体2,800円+税

質疑応答の形式で、脳波の初歩からわかりやすく解説。従来の教科書にあるような難解な脳波用語につまずくことなく、初心者でもすぐに脳波を読むことができる。脳波の基礎から、脳波を見るコツ、いろいろな波形の紹介、最新トピックスなどが満載の脳波入門書。

発行：星和書店　http://www.seiwa-pb.co.jp